5.

Je mehr ich mich bewege, desto mehr kann ich essen.

6.

Mein Essen hat Aufmerksamkeit verdient und Zeit, es zu genießen.

7.

Genuss mit allen Sinnen setzt MASS HALTEN voraus.

8.

Lieber Obst statt Pillen.

9.

Qualität ist nicht immer eine Preisfrage. Außerdem: Mir ist mein Essen etwas wert.

10.

WER GUT ISST, HAT MEHR VOM LEBEN!

Dicke sterben.
Dünne auch.

Wenn ich im Übermaß und
ständig falsch esse, sterbe ich.

Wenn ich hungere und nie genug esse, sterbe ich.
Ich sterbe so oder so.

Ich sterbe sogar, wenn ich mich gesund ernähre.

Die Frage ist also: Wie esse ich, solange ich noch

essen kann?

Oder anders: Wie schmeckt ein gutes Leben?

Ich habe nur eins.
Und das will ich genießen.

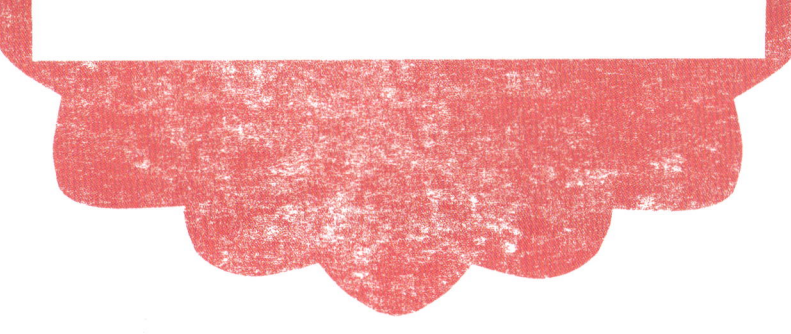

Gesa Schönberger · Sigrid Krekel

Dicke sterben. Dünne auch.

Vom Verdruss zum Genuss

Illustration: ellenaar
Illustrationskomposition und Typografie: Verena Lorenz

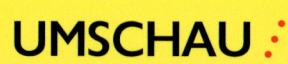

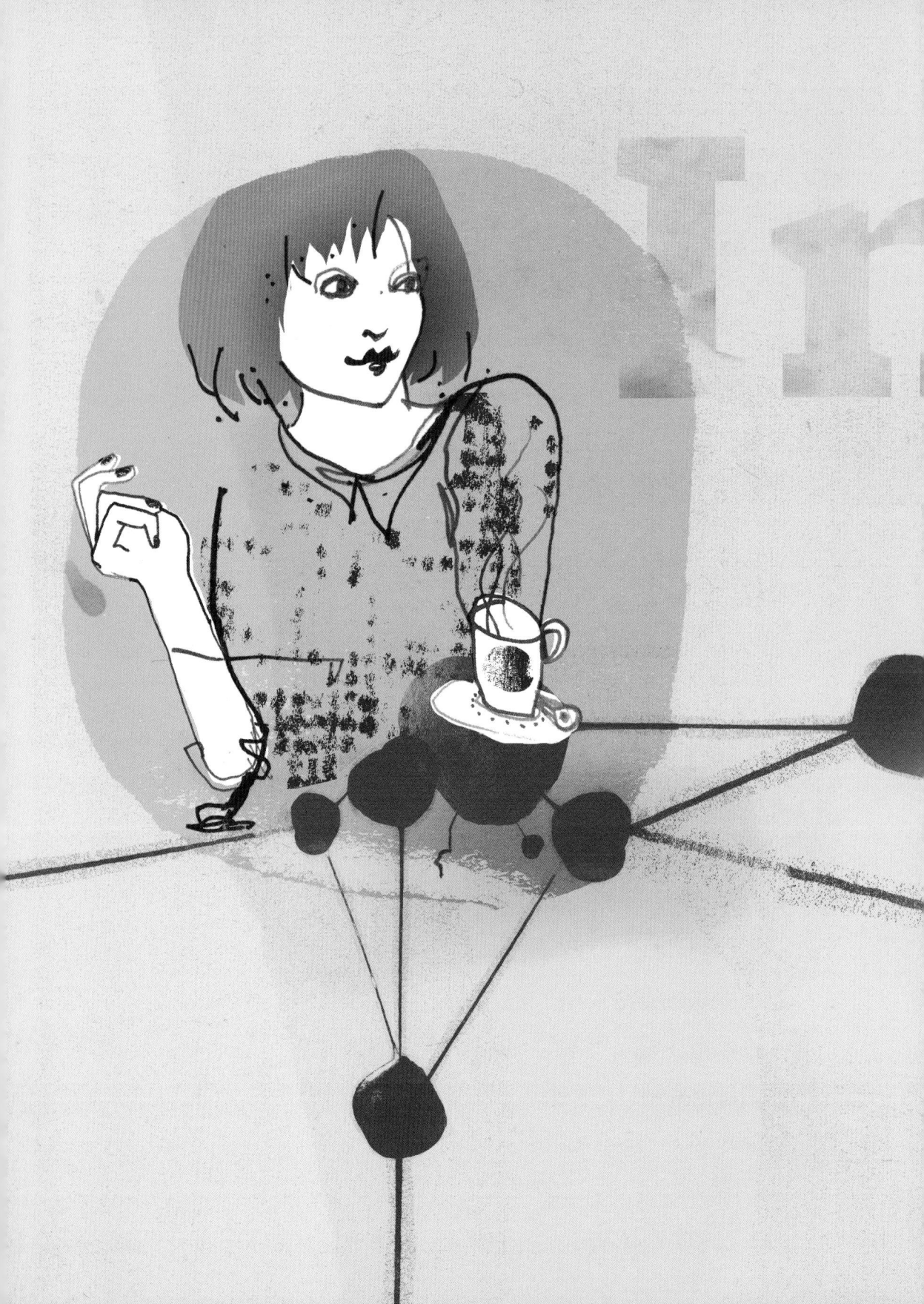

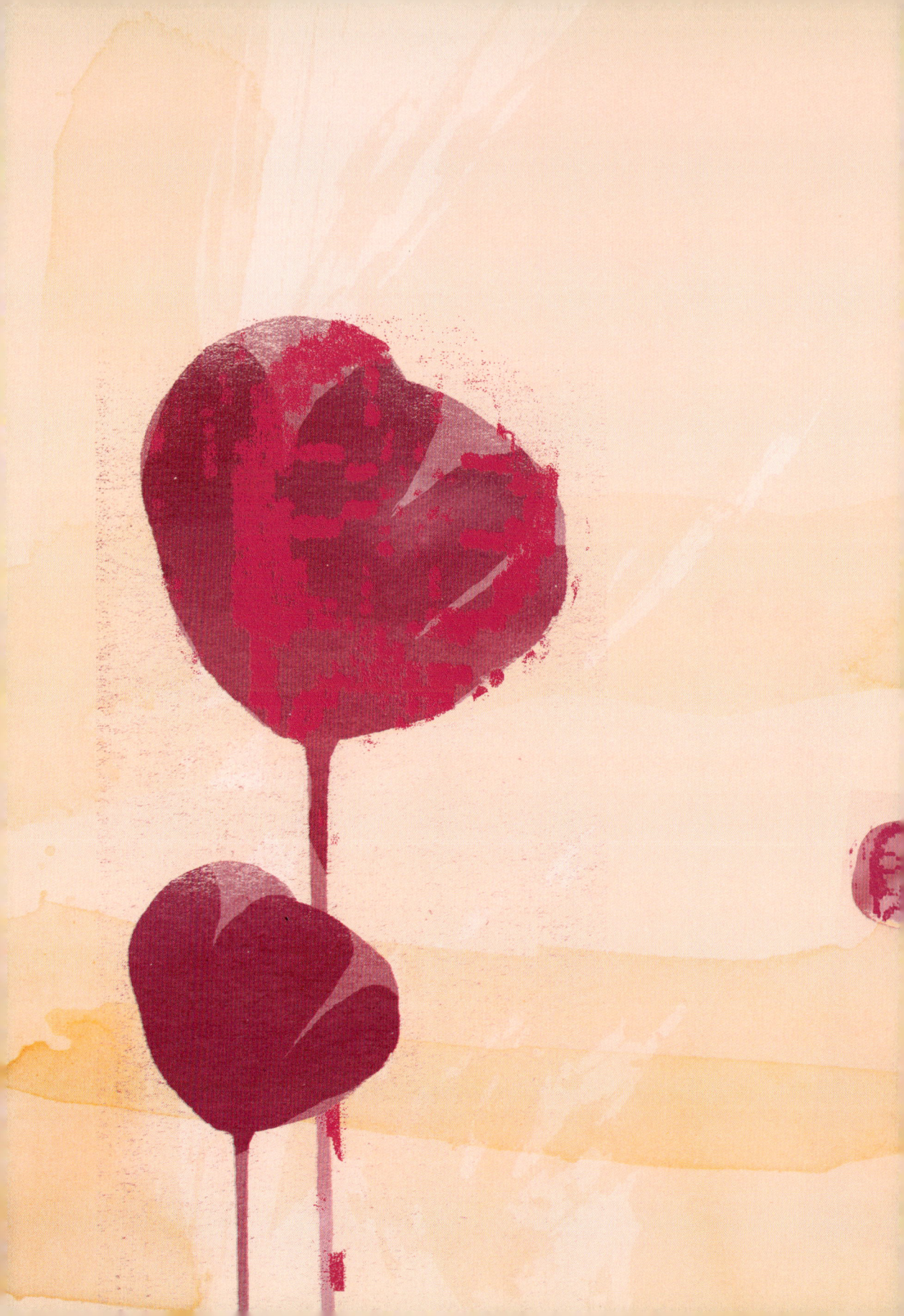

Hermann

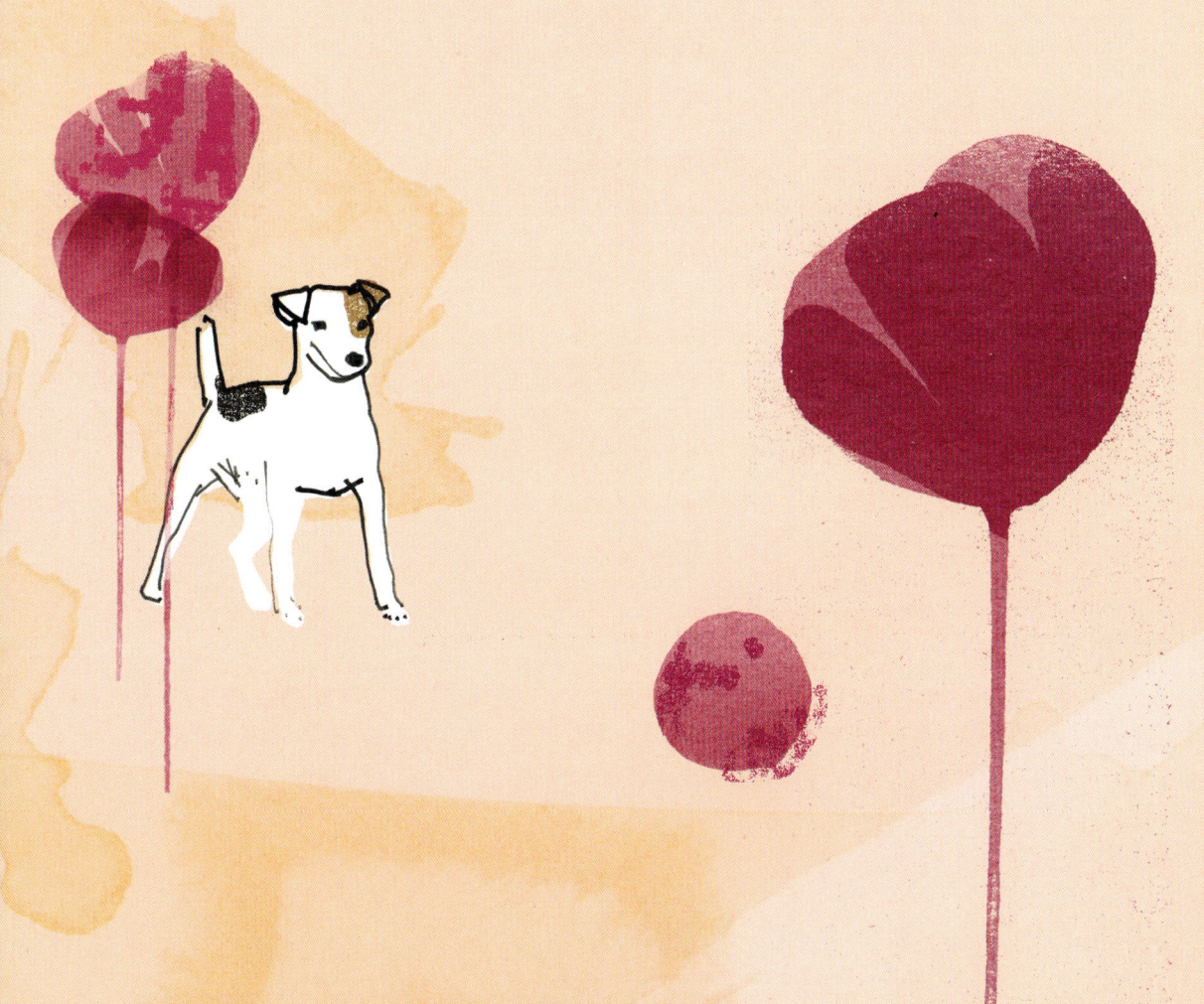

Hermann wiegt 7,4 Kilogramm – seit sechs Jahren. Idealgewicht für einen Jack-Russel-Terrier seiner Größe, sagt sein Tierarzt Dr. Wolke. Hermanns Napf ist stets gefüllt, er frisst vitaminreiches Trockenfutter, genießt dazu Fleisch-, Reis- und Gemüsegerichte und wird, wann immer sich eine Gelegenheit bietet, von Freunden mit Leckereien versorgt. **Eine Extrawurst abzulehnen, das fiele Hermann nicht ein.** Alles in allem vertilgt er gewaltige Mengen, trotzdem lassen sich seine Rippen problemlos fühlen, und das ist gut so, sagt Dr. Wolke. **Wie schafft es Hermann, kein kugelrunder Fleischklops zu sein? Ohne tägliches Wiegen, ohne Diäten, ohne Jo-Jo-Depression?**

Hermann hat Glück, er lebt bei mir. Von meiner **Schokolade** bekommt er nichts ab, weil ein Hundestoffwechsel damit nicht fertig wird, da kann Hermann so hypnotisch gucken wie er will. Mir gegenüber bin ich in Ernährungsfragen nicht so streng. Dafür trägt Hermann keine inneren Kämpfe mit Erdbeertörtchen aus, und nie würde er auf die Idee kommen, über die Dicke seiner Schenkel nachzudenken, nur weil einer sie intensiv betrachtet. Davon bin ich nicht frei und anders als Hermann interessiert mich das eigene Äußere auch nicht erst dann, wenn es irgendwo juckt. Offenbar ist Hermann mit wichtigeren Dingen beschäftigt. Täglich folge ich ihm bei seinen Spaziergängen in die Natur, wo er den Wechsel zwischen Schnüffelmeditationen, Scheingefechten mit Artgenossen und rekordverdächtigen Spurts über die Wiesen genießt. Zurück auf seiner Hundedecke schläft er den Schlaf derer, die etwas geleistet haben, wacht gut gelaunt wieder auf und folgt seinen Instinkten und den Krümeln meines Käse-Salami-Baguettes mit ordentlich Butter und einem Alibiblatt Salat. Ich beneide **Hermann.**

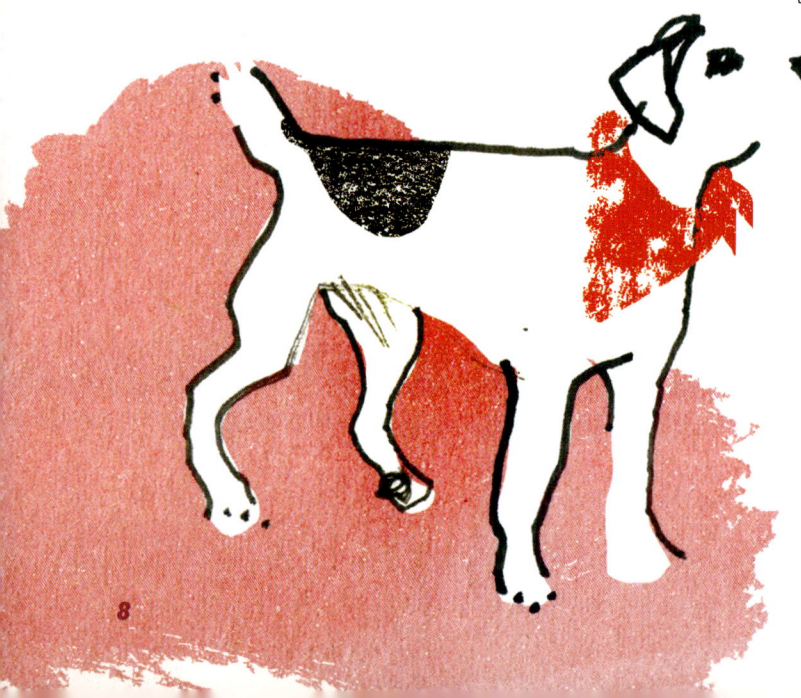

MAN MUSS NICHT AUF
DEN HUND GEKOMMEN
SEIN, UM SICH ÜBER
ERNÄHRUNG UND DIE
STELLUNG DES ESSENS
IN UNSEREM LEBEN
GEDANKEN ZU MACHEN.

Mich beschäftigt das Thema und seit ich bei dieser Stiftung für gesunde Ernährung im Kongressmanagement jobbe, fasziniert mich Ernährung auch in der Theorie. Wenn man sich nicht von Zahlen und Tabellen erschrecken lässt, eröffnet sich eine interessante Welt. Kompliziert wird alles etwas durch diesen Fachjargon, der jeder Wissenschaft eigen ist. Ob deshalb so viele seltsame Informationen um die Ernährung kreisen? Nun könnte man unterstellen, dass die Fachwelt gar nicht von Hinz und Kunz verstanden werden will. Vielleicht ist es auch einfach nur so, dass sich einige Spezialisten die Dinge so lange zurechtbiegen, bis sie sich gut verkaufen lassen. Aber ein Urteil kann man sich wohl nur erlauben, wenn man diesen ganzen Ernährungswirrwarr durchschaut hat.

Zunächst hatte ich doch Bedenken den Job anzunehmen. Von gesunder Ernährung habe ich nicht viel Ahnung und wenn ich mir diesbezüglich etwas Gutes tun möchte, ist das selten erfolgreich. Man fällt auf so vieles herein. **Da kaufe ich Joghurt light, weil ich denke, er hätte weniger Kalorien, und dann stelle ich zufällig fest, dass der geringere Anteil an Fett durch eine Extraportion Zucker ausgeglichen wurde.** Ganz davon abgesehen, dass ich mich wieder einmal von einem dieser Modebegriffe habe beeindrucken lassen, die überhaupt nichts aussagen und für alles Mögliche eingesetzt werden. Derart naiv und ahnungslos lässt es sich schwer bei Profis punkten. Wissenschaftler sind ja ein eigenes Völkchen, und wie werden Ernährungswissenschaftler sein, fragte ich mich. Menschen, die sich mit Dingen beschäftigen wie ,Flavonoide im luminalen Medium nach Festphasenextraktion und enzymatischer Umsetzung'. Ob die Humor haben? Was, wenn ich zu Mittag in meinen Schokoriegel beiße und mich ein strenger Blick trifft, was, wenn ich zugebe, dass ich manchmal zum Frühstück Streuselkuchen esse? Womöglich sind sie auch alle schlanker als ich, mit rosigen Wangen und optimaler Energiebilanz.

Gut, ich neige zu Neurosen. Das hat mit meiner

beruflichen Vergangenheit zu tun. Früher habe ich im Kulturellen gearbeitet, war umgeben von *UNDERGROUND-KÜNSTLERN, DIE SICH DIE DINGE GERNE IN DEN DÜSTERSTEN BILDERN AUSMALEN.* Das färbt ab. Vor dem ersten Gespräch war ich auf alles gefasst, was meine vorurteilsgeschädigte Fantasie zu bieten hatte: Laborratten, Fruchtfliegen und Grillen mit Brillen in stärkesteifen Doktorkitteln. Nichts davon habe ich angetroffen, stattdessen nette Menschen, prima Klima, eine Mikrowelle in der Küche und viele Informationen zum Thema Ernährung, mit denen ich etwas anfangen kann.

Ich lerne täglich Neues dazu und fange schon an, innige Zwiegespräche mit Frühlingszwiebeln zu führen, liebevoll über das haarige Kleid einer Kiwi zu streicheln und meine Freunde in Esstypen einzuteilen – heimlich selbstverständlich. Neuerdings bedanke ich mich bei meiner Schweinelende für ihren Wohlgeschmack, nenne die Kartoffel Laura bei ihrem Namen und entschuldige mich bei jeder Spargelstange, die ich beim Schälen zer stückelt habe. Ich ent wickle zusehends ein inniges Verhältnis zu dem, was mich nährt.

Ist es wirklich nur wichtig, was wir essen, oder auch ...

... **wie?**
in Hektik oder entspannter Atmosphäre

...**wo?**
am Schreibtisch oder zu Hause

... **wann?**
zwischendurch oder zu einer Mahlzeit

... **mit wem?**
alleine oder mit Familie

... **warum?**
aus Hunger oder Langeweile

Gesunde Ernährung ist mehr –

sehr viel mehr ...

Es könnte ganz wunderbar für mich sein, wäre da nicht ein Problem:

Ernährung ist so überaus komplex. Die einfachsten Fragen treiben einen in den Wahnsinn. Können Burger töten? Wie sieht das Leben ohne Taille aus? Kann man auf dürren Spinnenbeinen laufen? Ist Hysterie genetisch bedingt? Wann gibt es endlich BHs für Männer? Und wohin kann ich fliehen, wenn mich das Erdbeertörtchen jagt?

Alles sei doch ganz einfach, sagt meine Chefin. Ich glaube, das ist es nicht. Nun hat sie mir auch noch diese Aufgabe gestellt. Ich solle doch einmal kurz auflisten, was mir zum Thema Ernährung so in den Sinn komme. Wahrscheinlich macht sie wieder irgendeine Studie mit Ahnungslosen. Ob ihr klar ist, welche Gedankenkaskade sie bei mir freisetzt? Mal eben kurz auflisten – mir schwirrt so viel zu dem Thema im Kopf herum, wo fange ich da an?

In meinem Freundeskreis tobt der **Kampf um die Taille,** und sehe ich fern, möchte ich in den Bildschirm steigen und manche Moderatorin mit Zuckerwatte stopfen. Lollipops nennen die Engländer solche Erscheinungen, weil ihre stylischen Köpfe auf dem Körper thronen wie bunte Lutscher auf dem Stiel.

Anders in meiner Stadt. Dicke Frauen und Männer mit Brüsten schieben sich kurzatmig durch die Ladenketten, XXL-Girlies kommen des Wegs und präsentieren ihre Bäuche nackt zwischen Hüfthosen und überdehnten Baby-Shirts, melonige Jungs mit wuchtigen Waden verstecken sich in Goliaths Hosen. Es klingt vielleicht gemein, aber wenn ich mich schlank fühlen will, gehe ich einkaufen.

Immer neue Diäten, immer mehr Ratgeber, zahllose Informationen, viele davon aus dem Zusammenhang gerissen, nur teilweise wahr oder ganz falsch – und die Menschen nehmen zu. Andere magern sich krank, einigen gelingt die Normerfüllung, die wenigsten sind glücklich. Und ich? Ich suche einen Weg zum richtigen Maß, das uns verloren gegangen ist, irgendwo zwischen Gefräßigkeit, Diätenwahn und der ganzen Joulemanie.

Alles ist so entsetzlich **extrem** geworden. Fast-Food-Ketten jonglieren zwischen Fleischtürmen und Fitness-Salat. Doppelburger bekommen seltsame Kinder mit schauderhaften Namen: Monster-Thickburger. Die haben es in sich. 700 Gramm Angus Beef, drei Scheiben Käse, vier Baconstreifen, innig vereint auf einem gut gebutterten Brötchen. Macht in der Summe mehr als 1.400 Kalorien. Denke man sich das Cola hinzu, das der Burgerfan gerne literweise zu seinem Snack trinkt, meinte ein Reporter kürzlich im Radio, hätte er problemlos mit nur einem kurzen Abstecher ins Fast-Food-Restaurant seinen Gesamtenergiebedarf für einen ganzen Tag gedeckt. Kalorienbomben fänden schon seit Jahren reißenden Absatz und die Gemeinde derer, die die Lust auf Fett an Leib und Brötchen propagiere, wüchse von Jahr zu Jahr stärker an.

Auf der anderen Seite die Hardcore-Modellierer.

Sie ernähren sich in Kapselform, treiben exzessiv Sport und schlafen auch gerne einmal auf OP-Tischen. Fettabsaugen, Hautstraffung, Botox. Lid- und Doppelkinn-korrigierte 70-jährige Alt-Dynamiker mit Nähmaschinennaht am künstlichen Haaransatz zeigen stolz die Errungenschaften moderner Anti-Aging-Medizin: Muskelpakete an Oberarmen und Schenkeln, umspannt von braungefleckter Altershaut. Gratis dazu gibt es für den Retro-Teen Testosteronschübe, die junge Mädchen kreischend davonlaufen lassen. Ohne viel Aufhebens darum zu machen, lassen Frauen sich ein paar Rippen entfernen, um die Taille schmaler zu gestalten, und Silikon findet sich schon lange nicht mehr nur in Fliesenfugen. Geschluckt wird, was dünn macht. Der Übergang vom Medikament zur Droge ist fließend, Herzrasen und Kollaps inklusive.

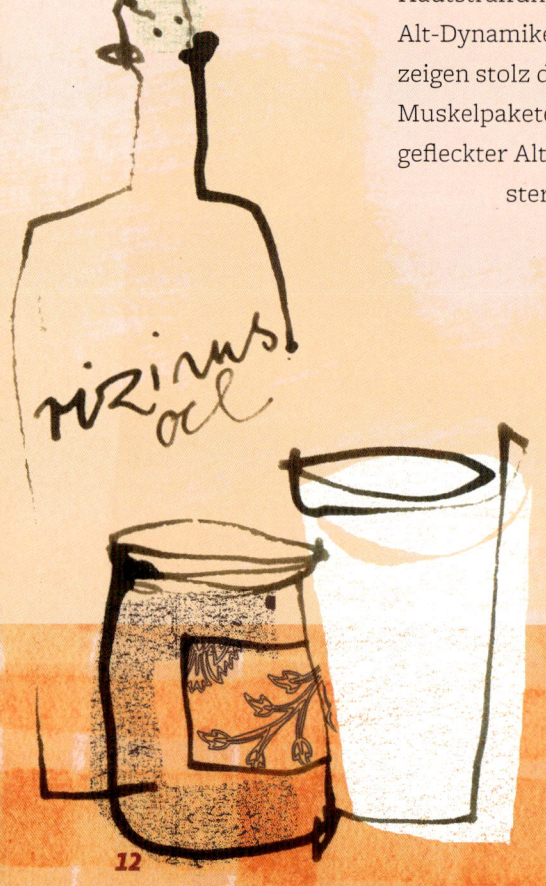

rizinus oel

Ein unerquickliches Dasein in der Welt des schaurig-schönen Scheins flamingobeiniger Models, deren Wangen so eingefallen sind, dass man meinen könnte, ihr hungriger Magen erzeuge Unterdruck. Erst recht, wenn man wie ich die unverschämt anmutende Kleidergröße 40 trägt. Es dauert nicht mehr lange und ich werde mich schämen müssen, weil ich einen Schatten werfe. Models müssten so dünn sein, sagte die Agentin einer New Yorker Modelagentur in einem TV-Interview, weil Designer ihre Entwürfe für die Modenschauen nur in einer XXS-Größe schneidern. In Amerika heißt diese Größe Zero. Ich glaube, sie wurde eigens kreiert für teilskelettierte Frauen, die verzweifelt in den Kinderabteilungen der Kaufhäuser zusammenbrechen, weil selbst das kleinste Höschen am nicht vorhandenen Gesäß Falten wirft.

Angeblich sieht Mode an Essgestörten und Kokainsüchtigen am besten aus. **Wie gut, dass die Designer mit ihrem Talent zum Wahnsinn so viel Geld verdienen, andernfalls müssten sie ihr Dasein wohl in weißen Zwangsjacken mit rücklings geschlossenen Megaärmeln fristen.** Stars und Sternchen machen die ganze Idiotie

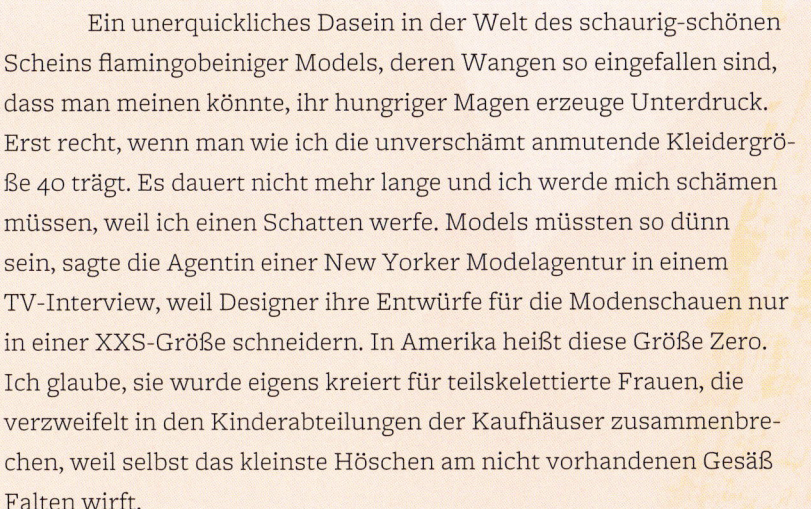

mit, halten Hungerarm und Magerschenkel neckisch ins Blitzlichtgewitter und junge wie ältere Mädchen auf der ganzen Welt hecheln mit niedrigem Blutdruck hinterher. Irgendwo habe ich gelesen, dass in den 1950er-Jahren noch etwa 25 Prozent der Frauen Amerikas die Proportionen der in den Zeitschriften dargestellten Models hatten. Heute sollen es nicht einmal mehr fünf Prozent sein. Und das läge nicht nur daran, dass Models früher anders proportioniert waren, kleiner und weiblicher. Die normale Durchschnittsfrau ist in den letzten Jahrzehnten auch schwerer und fülliger geworden. Mode-Designer scheint das nicht weiter zu interessieren.

Neulich war ich in einem dieser „jungen Läden" und habe eine Jacke in der Größe M anprobiert. Ich dachte immer M entspricht der Konfektionsgröße 38/40. Nicht so dort. Auch die Größe L war zu klein, die XL-Jacke hatte ich zwar irgendwie über die Schultern zerren können, aber ohne jede Chance, sie auch noch zu schließen. XXL führte der Laden erst gar nicht. Ich war so fassungslos, dass ich die bestimmt auch noch anprobiert hätte. Meine Laune jedenfalls war nach diesem Einkaufserlebnis drei Meter unterm Meeresspiegel. Ich frage mich wirklich, was an dieser Kleidergrößenstrategie verkaufsfördernd sein soll.

„In Amerika gilt man schon als dick, wenn das Fußkettchen nicht um die Taille passt", soll die amerikanische Schauspielerin Jane Fonda gesagt haben. In Amerika gibt es auch viele Rollstuhlfahrer; sie sind nicht gelähmt, nur viel zu dick zum Laufen. Die einen platzen, die anderen trocknen aus.

Sind wir nicht eine bemitleidenswerte Gesellschaft zwischen Phobie und Manie, **fett,** dürr oder Jo-Jo-gestresst dazwischen?

Jünger der Waage, die sich ihr Denken von Heilsversprechern diktieren lassen. Getriebene auf der Suche nach Mehrwert. Und ich hänge mittendrin. Man muss sich nur umschauen. Rundherum passiert es. Keiner ist sicher. Meine Freundin Tanja zum Beispiel.

Stolperfallen

IM ERNÄHRUNGSKOSMOS

Speisenterror

Überall bietet man uns heute Essen an. Innenstädte mutieren zu Fressgassen. Wir essen ungeniert immer und überall, im Sitzen, im Stehen und im Gehen. Egal, ob wir Hunger haben oder nicht. Die Lust und der Appetit brauchen den Hunger nicht. Essen vertreibt anstandslos jede Langeweile. Doch nichts ist dadurch mehr besonders – selbst das edelste Essen wird zu Masse und Ramsch. Wir sind so abgefüttert, dass uns der Wert des guten Essens verloren gegangen ist.

Zeitdiebe

Unser Leben beschleunigt sich zunehmend. Wir machen viele Dinge gleichzeitig. Regelmäßige Mahlzeiten haben wir schon längst aufgegeben. Sie sind dem Zeitdruck unbemerkt gewichen und passieren nur noch nebenbei. Neben den Arbeitsstress ist der Freizeitstress getreten. Ein Termin jagt den nächsten. Da dauert selbst Kochen zu lange – Kauen auch. Aufräumen und Abwaschen wollen wir uns sowieso am liebsten ersparen. So weichen wir immer mehr auf fertig zubereitete Speisen aus.

Glaubenssachen

Was fertig zubereitet ist, das ist nicht einfach zu durchschauen: Was ist da drin? Wo kommt das her? Wie sehen die Zutaten in Rohform aus? Wie wurden sie verarbeitet? Und: Wie gehe ich selbst damit um? Mit so vielen Fragen konfrontiert, fällt die Auswahl von Lebensmitteln und Speisen schwer. Wo ich nicht selbst urteilen kann, muss ich vertrauen. Und das ist angesichts zahlreicher Skandale nicht leicht.

Infoflut

Nicht, dass wir uns über einen Mangel an Informationen beklagen können. Dank Internet steht fast alles sofort zur Verfügung. Doch wie finde ich die richtigen Informationen? Jeder erzählt etwas anderes. Einiges widerspricht sich sogar. Wie soll ich das beurteilen? Muss ich denn ein Ernährungsexperte sein? **Ich will eigentlich nicht so viel über das Essen nachdenken, sondern einfach nur gut essen.**

Diätenkoller

Man könnte meinen, nur wer Diät hält, ernährt sich gesund und ist schlank. Doch viele stellen erst zu spät fest, dass das Diäten in eine Gewichtsfalle führt. Das ständige Auf und Ab des Gewichts, verbunden mit einer einseitigen Lebensmittelauswahl und der permanenten gedanklichen Beschäftigung mit dem Essen, macht letztendlich krank. Essstörungen sind keine Seltenheit mehr.

gesundheit. Amen

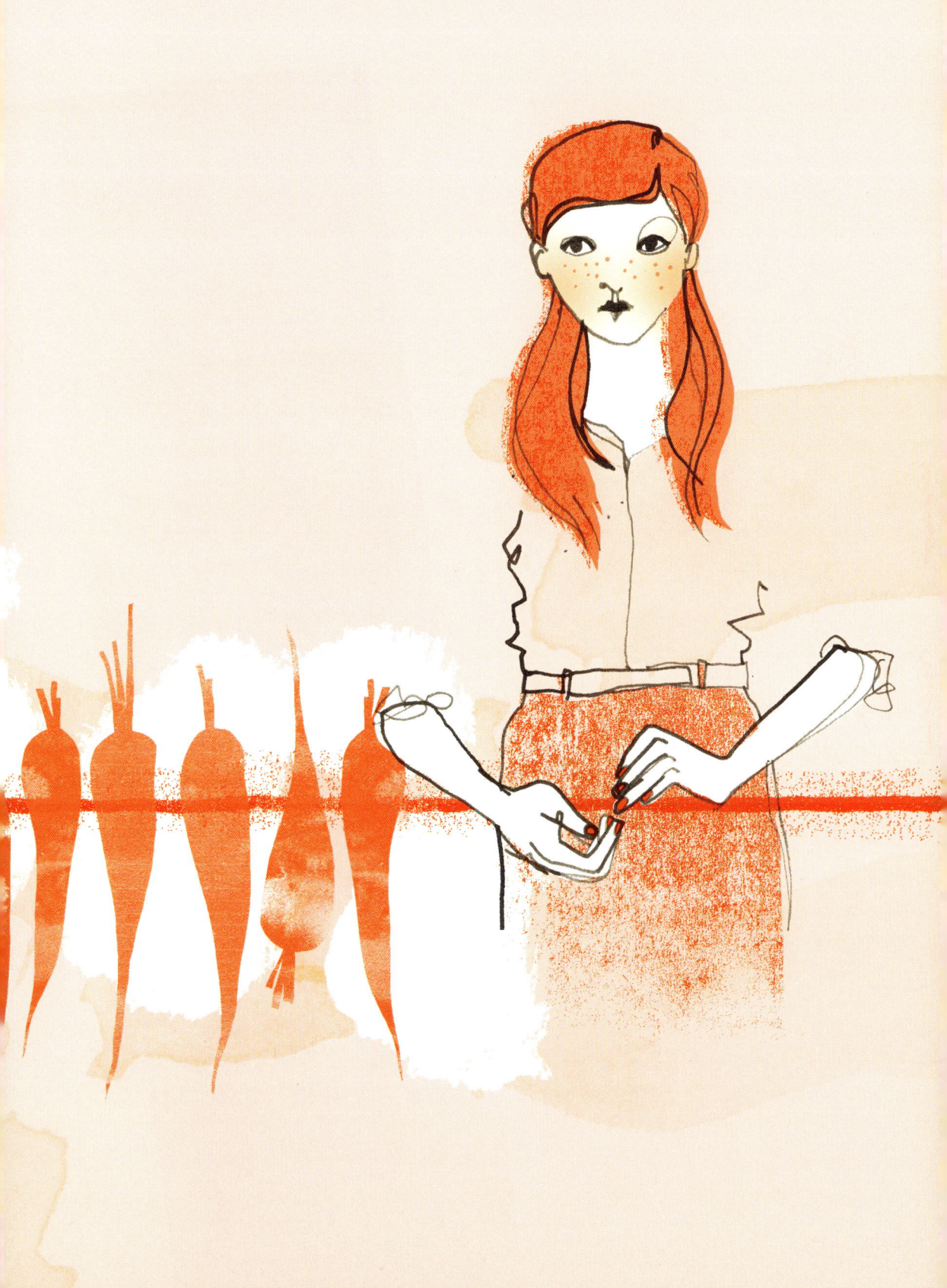

Tanja gehört zu jenen, die sich kauen hören müssen, um sicher zu sein, dass sie sich richtig ernähren. Musik oder Gespräche während des Essens sind tabu. Eigenartig für eine Sozialarbeiterin, die sonst ganz gerne redet. Aber Tanja isst nicht nur bewusst, sie nervt den Rest der Welt auch damit, wie sie es tut. Es ginge um ihre Gesundheit, sagt sie. Ich glaube, Tanja träumt vom ewigen Leben. Wo es um so viel geht, versteht sie keinen Spaß. Nun wäre es ungerecht, alle Sozialarbeiterinnen als gänzlich humorlos zu verdammen, aber Tanja ist es, seit sie vor ein paar Jahren den Entschluss gefasst hat, gesünder zu leben. Es fing harmlos an, sie wollte ein paar Kilo abnehmen und mit dem Rauchen aufhören.

Was heißt eigentlich „gesund"?

Gesund ist jemand,
dessen persönliche Situation es ihm erlaubt,
sich körperlich, geistig und sozial wohlzufühlen.
Gesund sein ist viel mehr als nur der Gegensatz von krank sein.
Aspekte wie Selbstbewusstsein, Zufriedenheit, Beziehungen
und Freundschaften und die soziale Zugehörigkeit gehören
unbedingt zu einem Menschen, der sich wirklich „gesund" fühlt.

Übertragen auf eine „gesunde Ernährung" kann es damit auch nicht nur
um die Vorbeugung oder Behandlung von Krankheiten gehen;
richtig verstanden trägt gesunde Ernährung zum Wohlbefinden bei.
Ein genussvoll verzehrtes Stückchen Schokolade oder der täglich
zelebrierte Nachmittags-Cappuccino können also durchaus
wesentliche Bestandteile einer
gesunden Ernährung sein.

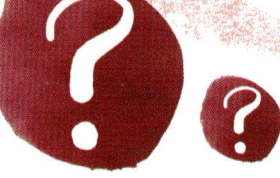

Wer hätte ahnen können,
dass sie fanatisch wird?

Wenn sie den Kellner im Restaurant nach Herkunft und Inhaltsstoffen des Essens befragt und dann dreimal umbestellt, verschwinde ich regelmäßig aufs Klo. Als wir letzten Dezember mit Freunden in unserem Stammlokal waren, hat sie Hannes doch tatsächlich mit diesem Elsterblick in den Augen gefragt, ob er seine Harnsäurewerte kenne und zwar genau in dem Moment, als er nach einem Schluck Rotwein ein Stück Gans in seinen Mund schob. Ich verwette eine doppelte Erdbeertorte darauf, dass sie mir suizidale Absichten unterstellt hat, als mein Dessert serviert wurde, drei Kugeln Schokoladeneis mit einem Sahnegipfel in der Größe des Mont Blancs.

Ich liebe es, Tanja zu ärgern.

Ihr Exfreund Markus, groß, schlank und sportlich wie sie, hat sie verlassen, weil er den Schwerpunkt ihrer Beziehung nicht wie Tanja rein rohköstlich sehen wollte. Ein Verlust, wie ich finde, er hatte ozeanblaue Augen und ein Lächeln wie ein kleiner Sonnenaufgang, zum Herzerweichen goldig. Wie man so einen gegen fünf Mohrrüben tauschen kann, ist mir ein Rätsel. Jeder im Freundeskreis reagiert allergisch, wenn Tanja über krankmachende Lebensmittel referiert und dabei drohend mit Selleriestangen fuchtelt. Permanent versucht sie sich in unsere Hirne und Mägen zu missionieren. Selbst Freud wird von ihr bemüht. Seit Tanja ein paar Sätze von ihm gelesen hat, ist sie stolz, ihre Triebhaftigkeit durch kontrollierte Nahrungsaufnahme zu beherrschen. Am meisten stört mich, dass sie mittlerweile auch kontrolliert lacht. Sie ist zur griesgrämigen Zicke geworden und das mit einunddreißig.

Genießen Sie schon?

Viele Menschen – insbesondere Frauen – können nicht mehr genießen. Sie glauben, dass sie gesünder, schlanker und schöner werden, wenn sie ihre Ernährung nur funktionsbetont und rational angehen.

Sie geißeln sich durch Verzicht, Kontrolle, Disziplin und eigene Nahrungstabus. Der Genuss bleibt auf der Strecke.

Erlauben sie ihn sich ausnahmsweise doch einmal, meldet sich sofort das schlechte Gewissen.

Dabei ist Genuss ein wesentlicher Teil gesunder Ernährung!

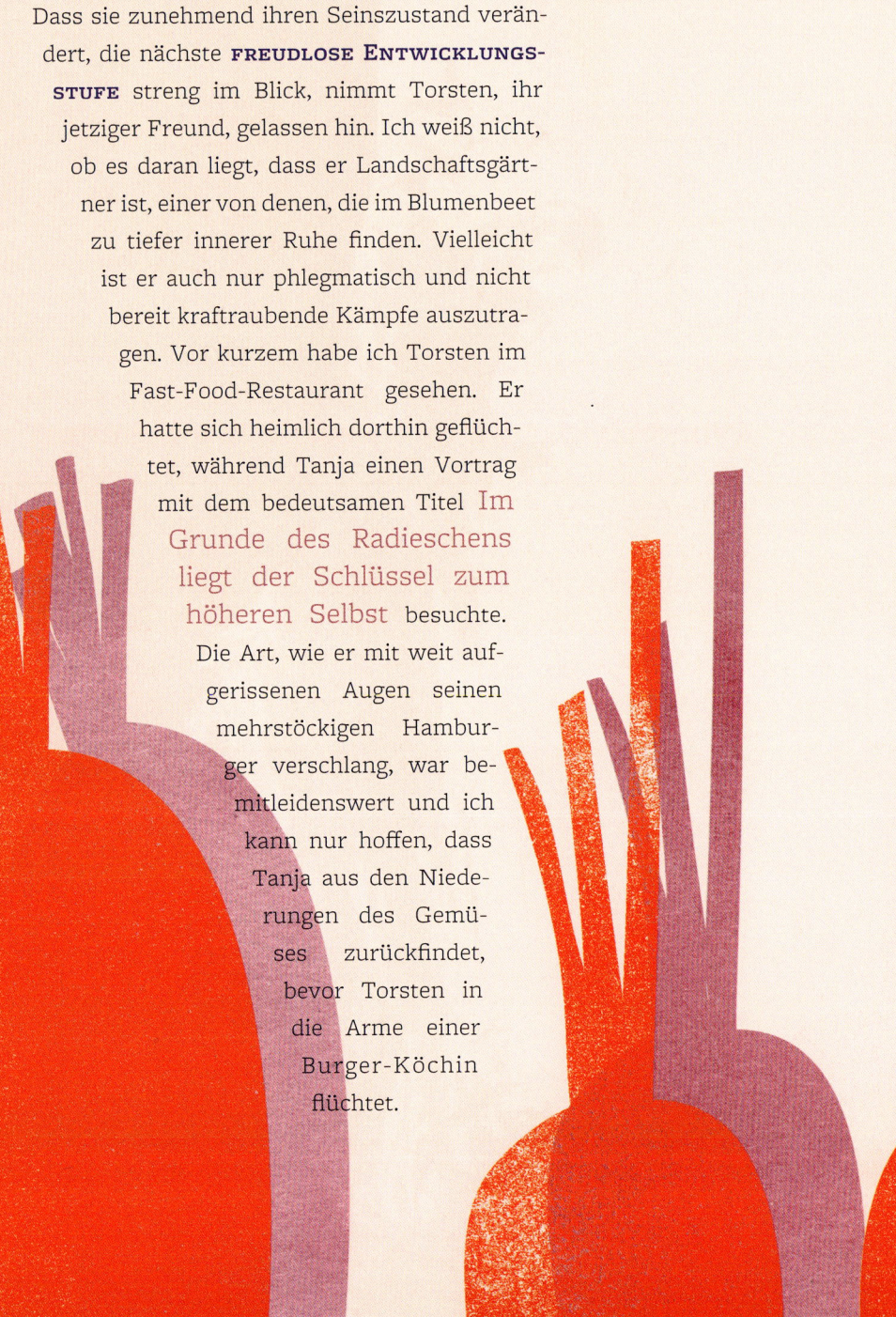

Dass sie zunehmend ihren Seinszustand verändert, die nächste **freudlose Entwicklungsstufe** streng im Blick, nimmt Torsten, ihr jetziger Freund, gelassen hin. Ich weiß nicht, ob es daran liegt, dass er Landschaftsgärtner ist, einer von denen, die im Blumenbeet zu tiefer innerer Ruhe finden. Vielleicht ist er auch nur phlegmatisch und nicht bereit kraftraubende Kämpfe auszutragen. Vor kurzem habe ich Torsten im Fast-Food-Restaurant gesehen. Er hatte sich heimlich dorthin geflüchtet, während Tanja einen Vortrag mit dem bedeutsamen Titel Im Grunde des Radieschens liegt der Schlüssel zum höheren Selbst besuchte. Die Art, wie er mit weit aufgerissenen Augen seinen mehrstöckigen Hamburger verschlang, war bemitleidenswert und ich kann nur hoffen, dass Tanja aus den Niederungen des Gemüses zurückfindet, bevor Torsten in die Arme einer Burger-Köchin flüchtet.

Orthorexie

Wer sich zu sehr auf gesunde Ernährung fixiert, ungesundes Essen strikt vermeidet und sich den ganzen Tag zwanghaft mit dem Prüfen des Gesundheitswerts von Lebensmitteln auseinandersetzt, **ist krank. Das Krankheitsbild wird ORTHOREXIE genannt, abgeleitet von** ORTHOS = richtig, korrekt und OREXIS = Appetit.

Strenge Selbstkontrolle beim Essverhalten und die dadurch gewonnene „Überlegenheit" gegenüber anderen, die sich „weniger gesund" ernähren, helfen den Betroffenen einen Mangel an Selbstwertgefühl zu kompensieren. Nichts wird mehr gegessen, das nicht auf seinen Nährwertgehalt hin überprüft worden ist.

Die Folge: Ganze Produktgruppen werden aufgrund „zu hoher" Schadstoffbelastung gemieden. Symptomatisch sind Mangelerscheinungen und Untergewicht. Völliger Lustverlust beim Essen und häufig soziale Isolation – Betroffene grenzen sich sozial selbst aus, meist durch den Versuch ihre Umgebung missionieren zu wollen und durch das Ablehnen von Essen, das in geselligen Runden angeboten wird.

Was man glaubt,
das weiß man nicht.

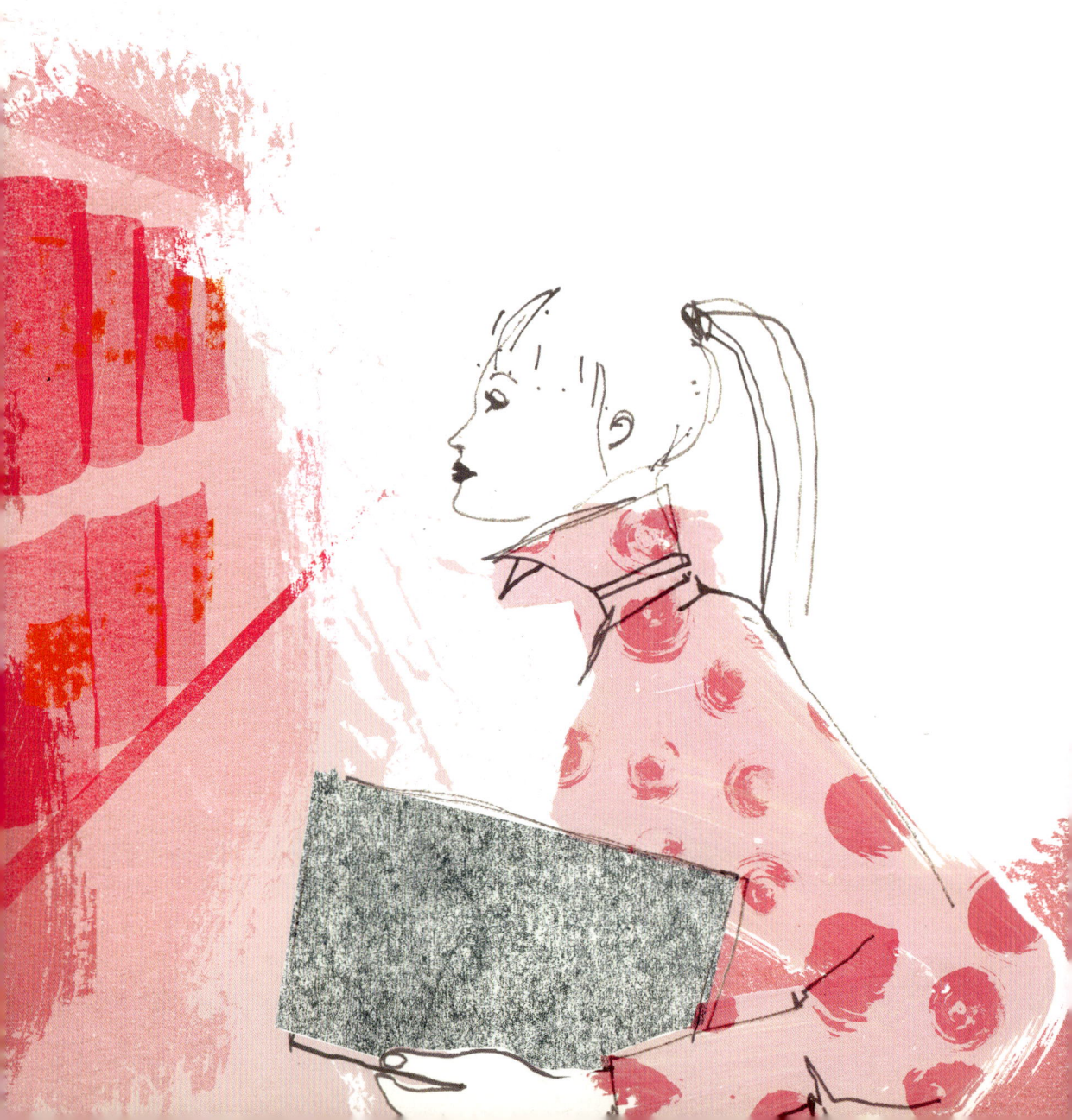

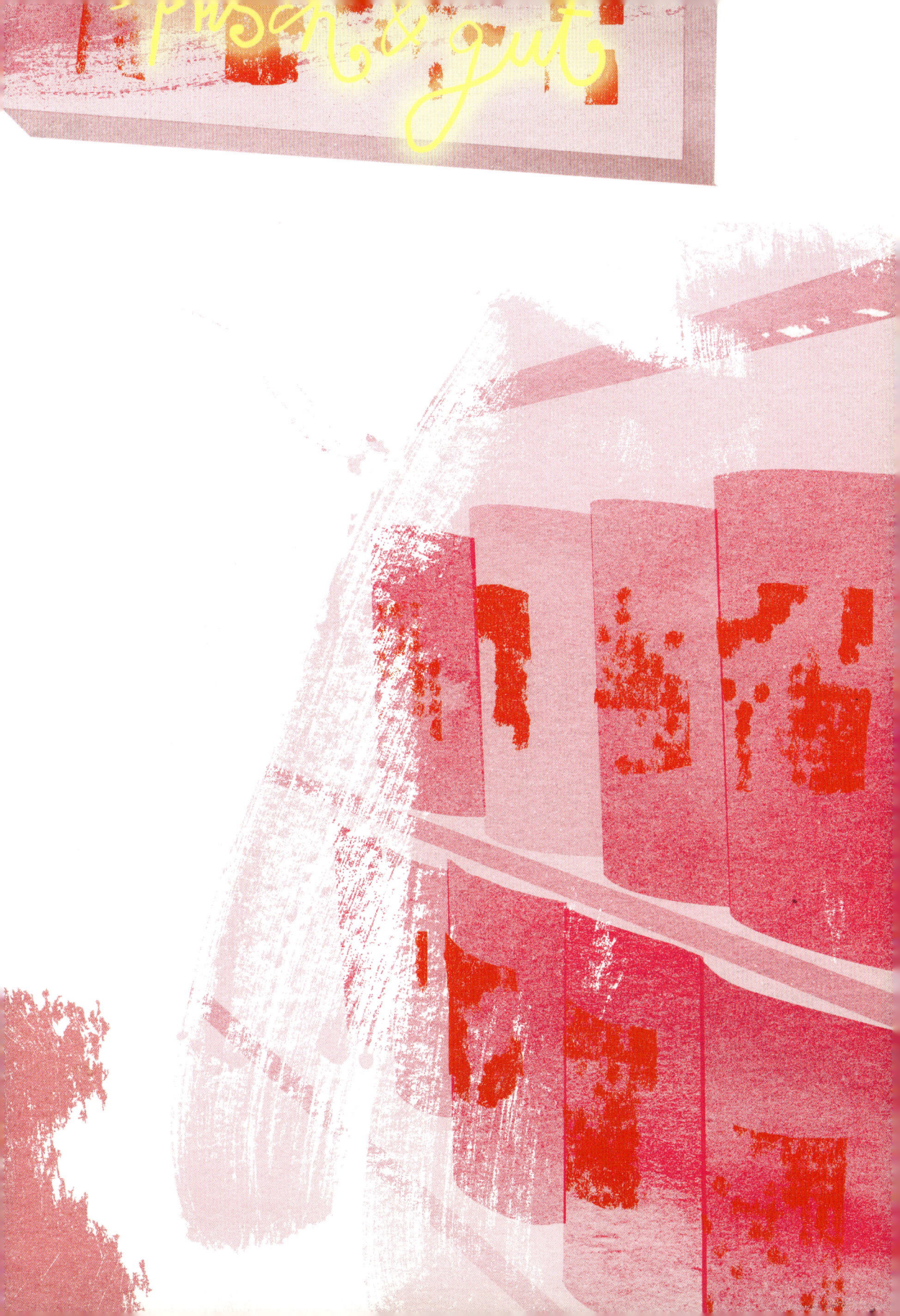

Was bringt einen Menschen wie Tanja dazu, manisch mit Essen umzugehen, frage ich mich. War früher alles besser? Nein, jedenfalls nicht, was die Qualität unserer Nahrung angeht: Hygiene bei der Herstellung, Einhaltung von Kühlketten, Kontrolle von Pestiziden, das sind Themen unserer Zeit. Lebensmittelskandale? Die gab es früher schon. Einzig der Begriff fehlte und die Methoden, den Skandal zu messen. Die werden besser und besser und führen zu immer niedrigeren Nachweisgrenzen für Schadstoffe. **So betrachtet müssten sich jedem 50-Jährigen die Nackenhaare stellen, wenn er sich klarmacht, was er vor einem halben Leben zu sich genommen hat –** nichts ahnend, dafür mit gutem Appetit.

Was heißt eigentlich „Qualität"?

DIE QUALITÄT EINES NAHRUNGSMITTELS ERGIBT SICH AUS FOLGENDEN EIGENSCHAFTEN:

- Ernährungsphysiologischer Wert: Welche für den Körper wichtigen Stoffe sind enthalten (*Kohlenhydrate, Proteine, Fette, Vitamine etc.*)?

- Sensorisches Profil: Faktoren, die einen Einfluss darauf haben, wie das Lebensmittel wahrgenommen wird (*Farbe, Form, Geruch, Textur, Geschmack etc.*)

- VERARBEITUNGSTECHNOLOGISCHE EIGENSCHAFTEN: Anbauregion und Anbaumethode (*ökologisch oder konventionell*), Sicherheit und Reinheit im Produktionsprozess etc.

- *Toxikologische Eigenschaften:* Ein Produkt darf die Gesundheit des Konsumenten, z. B. durch Schadstoffe, nicht gefährden.

Meine Kollegin Friederike, eine Ernährungswissenschaftlerin, hat mir das am Beispiel Blei erklärt. Früher war Blei ein Zusatzstoff im Benzin, um die Klopffestigkeit zu gewährleisten. Heute ist der größte Teil des Benzins bleifrei. Die Blei-Emission hat sich deshalb in den letzten 15 Jahren um 95 Prozent reduziert.

Blei aus dieser Quelle muss man heutzutage kaum noch fürchten, viel eher die Pestizidbelastungen in manchem Gemüse. Jede fünfte in Europa verkaufte Paprika soll mit Pestiziden belastet sein und zwar stärker, als es die Grenzwerte erlauben. Viele davon mit Unkrautvernichtungsmitteln, die zur Anwendung an Paprika überhaupt nicht erlaubt sind, weil sie als hoch gefährlich eingestuft werden. Mit der Blattlaus, die so bekämpft werden soll, gehen auch Marienkäfer, Bienen und Vögel zugrunde. Beim Menschen können sich die Gifte auf die Reizleitung der Nerven auswirken, mit teils dramatischen Folgen. Im Gegensatz zu konventionell produzierten Paprika fänden sich den Berichten zufolge bei Biopaprika nur bei einer von vier Proben Giftrückstände und hier auch nur Spuren davon, die zum Beispiel von einem konventionellen Nachbarfeld auf die Bioanbaufläche geweht sind. Also sollte ich bei Paprika gut aufpassen, damit mir nicht für den Rest des Lebens die Nerven durchgehen. Bei Weintrauben sieht es auch nicht viel besser aus. Und dann all die schönen Bananen; der Boden vieler großer Plantagen wird massiv mit Chemie behandelt. Es gilt nämlich ein paar Würmchen zu eliminieren, die die Unverschämtheit besitzen, ein wenig an den Wurzeln der Bananenpflanzen zu nuckeln. Dabei könnte man die Bodenwürmer, so die Experten, auch mit Mischkultur und einer weniger dichten Bepflanzung vertreiben. Und als ob die Chemie im Boden noch nicht genügt, hängt man auch noch mit Insektiziden verseuchte Plastiksäcke über die Stauden, damit ja kein Insekt auf die Idee kommt, sein kleines Rüsselchen in die dicke Bananenschale zu bohren und dabei einen hässlichen kleinen braunen Fleck zu hinterlassen. Über die armen Arbeiterinnen und Arbeiter, die sich auf diesen Plantagen für einen Hungerlohn abrackern müssen und gratis mitvergiftet werden, will ich erst gar nicht reden.

Ich solle doch einfach mal einen Blick auf die Qualitätssiegel werfen, meinte Friederike lapidar. Dass ich dann zukünftig pro Woche einen Tag Urlaub für Recherchetätigkeiten in Lebensmittelgeschäften und auf Märkten nehmen muss, hat sie nicht bedacht. Gestern, beim Einkaufen, habe ich das einmal ausprobiert, Inhaltsangaben studiert, Haltbarkeitsdaten überprüft, Logos und Siegel gecheckt. Ein Dschungel ist aufgeräumt dagegen. Gütezeichen, Prüfzeichen, Regional- und Herkunftszeichen, Umweltzeichen, Öko-Label – von den Fantasiezeichen einmal ganz abgesehen. Ich war tatsächlich so verzweifelt, dass ich eine SMS an die Stiftung geschickt habe, um die fehlenden Hintergrundinformationen einzuholen. Unser Praktikant Nils hat mir dann eine lange Liste mit ausführlichen Erläuterungen in den Discounter gefaxt, was den Geschäftsführer dort so sehr verunsichert hat, dass er mich nicht mehr aus den Augen lassen wollte. Zwei Stunden später war ich immer noch in dem Laden und hatte gerade einmal einen Bund Petersilie, drei Joghurts, einen Liter Frischmilch, vier Bananen und eine noch unbezahlte, aber schon teilverspeiste Tafel Schokolade im Einkaufskorb. Ich verliere jegliche Kontrolle, wenn ich verzweifelt bin.

Gut informiert zu sein, ist enorm harte Arbeit, finde ich. Glaube ich eben noch, ich wisse nun Bescheid, wie es sich zum Beispiel mit dem Salat verhält, dass er gesund ist und dass man möglichst viel davon essen sollte, kommt garantiert irgendeine neue Studie daher, die berichtet, all das sei Unsinn, die im Salat enthaltenen Nährstoffe könne man sich auch zuführen, indem man einfach ein paar Blätter Büropapier esse. Zumindest weiß ich nach einem Blick in die Unterlagen der Stiftung eines ganz sicher: Gesundheitsgefährdende Stoffe unterliegen in Deutschland strengsten Grenzwertbestimmungen. Die Grenzwerte sind zum Teil so niedrig, dass sie selbst bei einer 100-prozentigen Übersteigung noch keine unmittelbare Gefahr für die Gesundheit darstellen müssen. Ob ein Stoff schädlich ist oder nicht, kommt eben ganz auf die Dosis an. Das ist wie mit dem Aftershave von Nils. Würde er sich damit lediglich betupfen, käme keiner auf die Idee, mit zugehaltener Nase den Boden des Fahrstuhls nach zerbrochenen Parfümflakons abzusuchen. Ein Gutes hat es ja – ich nehme neuerdings die Treppe, wenn der sinnlähmende Bedufter durch die Schächte fährt. Wissenschaftler gingen davon aus, erläuterte mir meine Chefin, dass von den Schadstoffen hierzulande keine große Gefahr drohe, vorausgesetzt die Hersteller halten sich an die gesetzlichen Vorgaben. Das größere Risiko für Verbraucher werde durch eine unausgewogene Ernährung und mangelnde Hygiene ausgelöst. Jeder sei seiner Salmonelle Quelle, sagt sie. Aber wer gibt das schon gerne zu?

Schadstoffe
unter Kontrolle

Schadstoffe in der Umwelt, in unseren Lebensmitteln, stammen meist aus menschlicher Hand: Verkehr, private, industrielle und landwirtschaftliche Abfälle u. v. m. Da dies nicht zu vermeiden ist, wurden Höchstmengen festgelegt, die in Lebensmitteln noch vertretbar sind.

Diese Höchstmengen liegen dabei so niedrig, dass selbst empfindliche Menschen wie Schwangere, Säuglinge, Kinder und Ältere keinem Risiko ausgesetzt sein sollen. Dafür sorgen hohe Sicherheitsspannen. Umweltschutz und strenge gesetzliche Auflagen führten in neuerer Zeit dazu, dass die Schadstoffmengen in Lebensmitteln stark gesunken sind.

Tatsächlich liest sich das Thema in manchen Schlagzeilen beängstigend anders. Man sieht den Tod förmlich durch die *SCHWARZEN SCHADSTOFF-LETTERN* sicheln. Ich kann gar nicht sagen, wie oft ich mich schon von einer Horrorüberschrift habe erschrecken lassen, nur um ein paar Tage später in einem anderen Blatt zu lesen, dass alles gar nicht so schlimm sei.

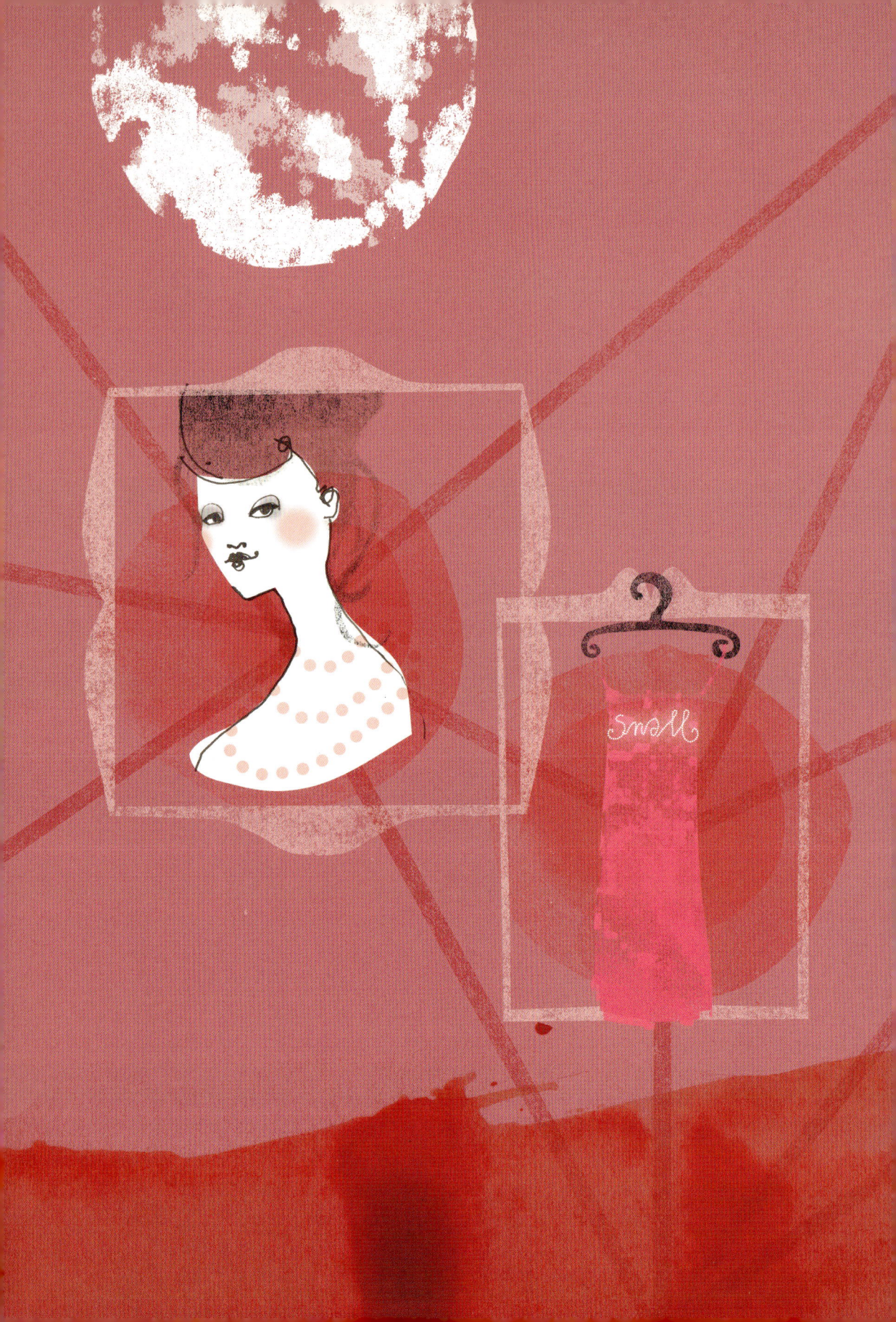

Propheten & Profiteur

xl

medium

Es ist doch so, wenn Medien grenzwertige Schlagzeilen machen, zieht regelmäßig die Hysterie durchs Land.

„Nichts kann man mehr essen",

SEUFZT ES DEPRIMIERT DURCH DIE STRASSEN

und manchmal habe ich den Eindruck, ich futtere mich von einer Seuche in die nächste. Daran ist auch Tanja schuld. Als ich neulich diesen alarmglänzenden prämenstruellen Pickel am Kinn hatte, hat sie sofort meinen Kühlschrank inspiziert. **Ständig versucht man mich zu manipulieren. Es ist nicht Tanja allein. Es ist die Werbung, es sind die Berichte in den Medien, es ist die Art, wie man mir Produkte präsentiert, und dann noch das gesammelte Halbwissen meiner Freunde und Bekannten** – je mehr man erfährt, umso weniger blickt man durch.

Beim Stichwort **Diät** zum Beispiel:

Google geizt nicht mit Treffern, gleich 13 Millionen zeigt mir die Suchmaschine an. Amazon bietet zur gleichen Zeit zum gleichen Stichwort über 1.000 Treffer. Zähle ich nur die bekanntesten Diäten, komme ich schnell auf 50 Stück.

VON **A** wie Atkins über **K** wie Kohlsuppen bis **Z** wie Zitronensaftkur.

Für jede Jahreszeit die richtige, in jedem Jahr eine neue Abnehmsensation. Und was da alles versprochen wird: 7 Pfund in 5 Tagen. 20 Pfund in 14 Tagen. Express-, Crash- und Blitz-Diät, Fatburner-Konzepte und Kilo-Killer-Geheimnisse. Alles irre leicht, wahnsinnig schnell und super lecker. Dazu Bilder von schönen Menschen, die so glücklich lächeln, als hätten sie eben Jesus übers Wasser laufen sehen.

Der Bereich Diät füllt immer längere Wände in meiner Buchhandlung und täglich scheinen neue Ratgeber hinzuzukommen, in denen von Profis fotografierte und durch den PC-Weichmacher gespülte faltenlos frisch aussehende Autoren selbstverständlich eigens geprüfte Tipps und Tricks verraten. Kauf mich, lies mich und alles wird gut. Überall verspricht man uns die Kilos von den Rippen. Die Pharmaindustrie hat mehr oder minder nebenwirkungsstarke Medikamente parat, jede Apotheke führt Schlankheits- und Abführpillen und kaum ein Supermarkt, in dem sich nicht das passende Pülverchen und ein Superschlank-Drink findet. Wenn das alles so sagenhaft leicht ist, warum sind dann nicht alle zauberhaft schlank? Und warum bin ich so unzufrieden?

Weil es einfach nicht funktioniert, Ernährung auf Gesundheit, Schönheit und Fitness zu reduzieren, so viel habe ich schon verstanden, auch wenn man mich begrifflich in die Irre führen will. In Zeitschriften, Kochbüchern, Rezeptheften, in Internetforen und im Fernsehen, wo ich hinschaue und hinhöre, kursieren sie: hippe, meist englische Begriffe, die wichtig betont werden. Jeder tut so, als wisse er genau, worum es geht. Michael schwört auf Brainfood, Tobias steht auf Convenience, Tanja isst aus Prinzip nur Ethicprodukte während Britta eher *craved*. In der Kühltheke lockt das Chilledfood, beim Empfang gibt es Finger-food, möglichst *Ethno* und *Fast* und *Sensual*. Mich bringt dieser ganze junk in *a very bad mood*.

Immer neue Begriffe, die sich Marketingspezialisten in schweißtreibenden Brain-Stormings ausdenken, um mehr oder weniger Altbekanntes neu verpackt an Mann, Frau und Kinder zu bringen. Hauptsache *functional* und *novel,* weil es schließlich um die **wellness** geht. Denkt eigentlich irgendjemand an meine Mutter, die kaum englisch spricht? Als wir vor ein paar Monaten gemeinsam in der Stadt gewesen sind, ist sie abrupt stehen geblieben, hat auf ein Schild gestarrt, das auf der anderen Straßenseite hing und kopfschüttelnd gemurmelt: „Was bitte soll denn das schon wieder sein, ‚Kaffee zum Gehen'?" Der Coffeeshop hatte noch Glück – ein anderer hätte den Satz „Coffee to go" vielleicht mit „Kaffee zum (Weg)Laufen" übersetzt. Mal sehen – vielleicht mache ich mir den Spaß und lade zur nächsten Party richtig zeitgemäß ein: *Come together, Freunde. Meet the mood in Coralies chill-out-zone! Lasst uns functional grazen. Leckeres fürs Brain. Fast und ethno. Wascht euch die Finger, es gibt Hand-Held-Food. Und für die Craver unter euch: Sensual sugar-bombs.*

Alles
MADE IN GERMANY!

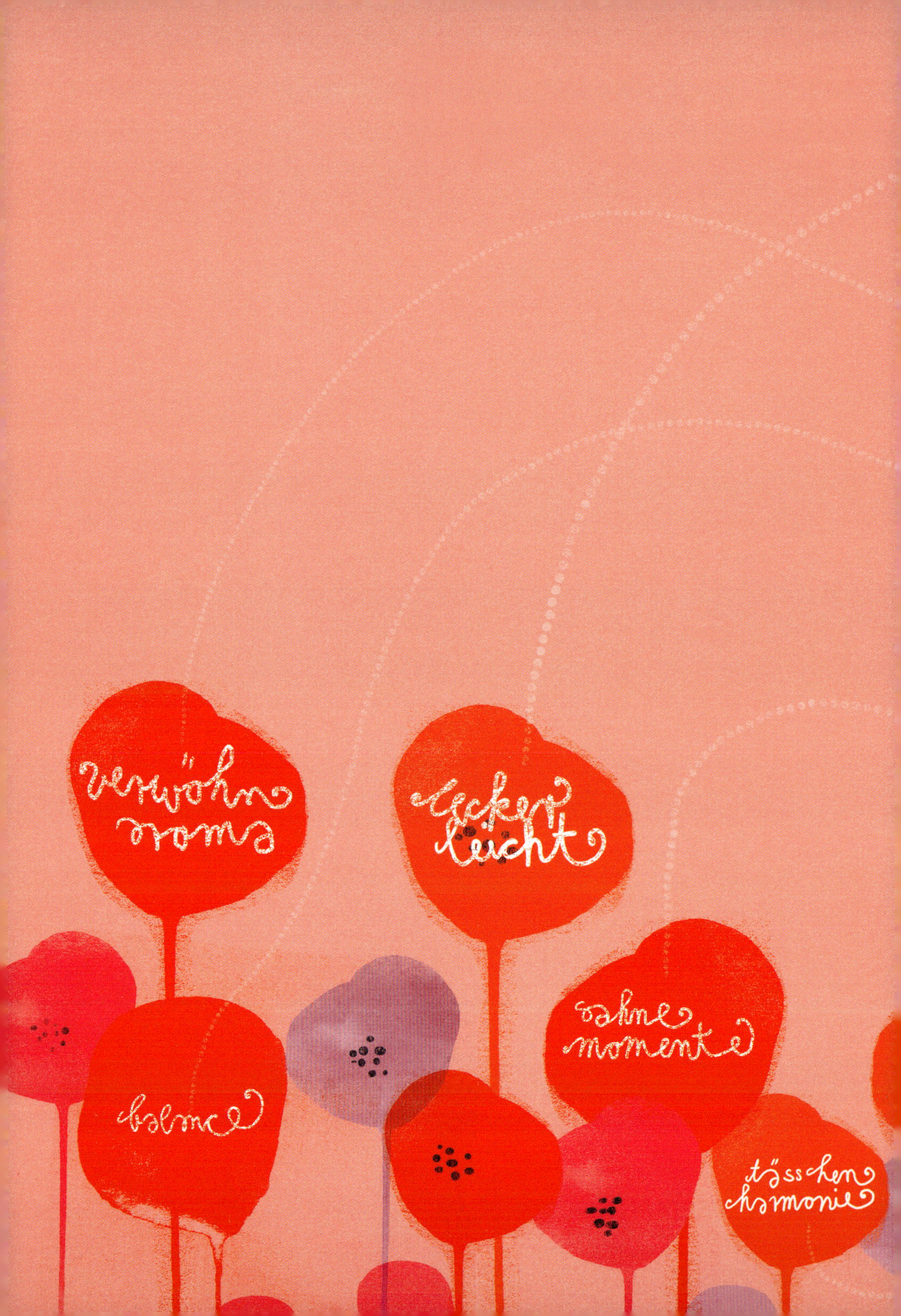

verwöhn
moms

lecker
leicht

ohne
momente

balance

tässchen
harmonie

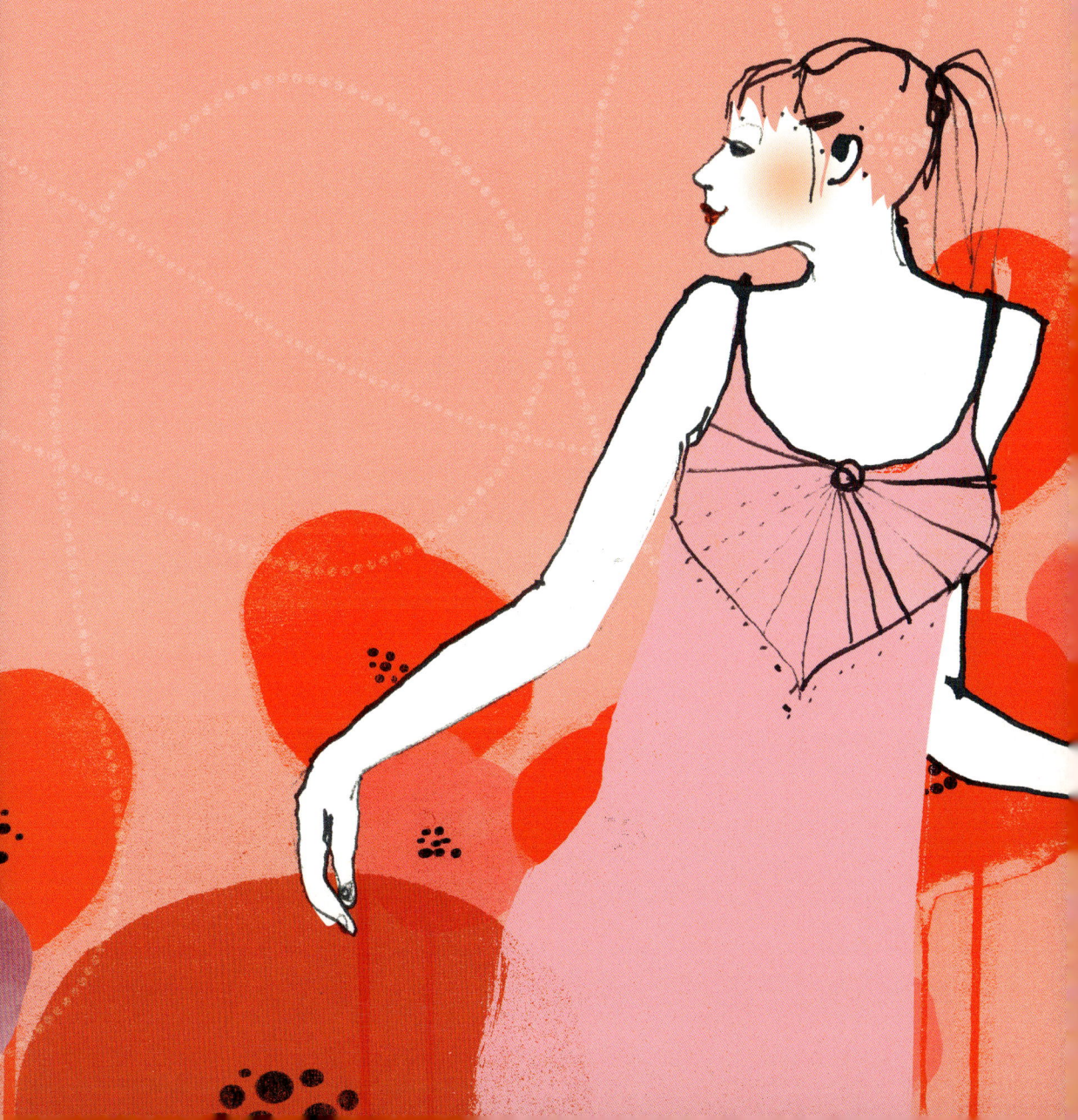

Zerealien statt Flocken

„Warum machen die das so kompliziert?",
hat meine Mutter sich ereifert.

„Alles muss heute immer irgendwie besonders sein. Und all die seltsamen Bezeichnungen im Supermarkt. Ich steige da bald nicht mehr durch."

Sie hat recht. Es geht tatsächlich schon mit einem kleinen Joghurt los.
Fettarm muss er sein, probiotisch und mit Zerealien.
Das Wort klang so wichtig, dass ich es sofort nachgeschlagen habe, als es mir zum ersten Mal begegnet ist. **Getreideflocken** sind das ganze Geheimnis.
„Zerealien verkaufen sich eben besser. Der Wettbewerb ist hart. Man muss Spannung in das Produkt packen, Coralie, es soll neu klingen und vielversprechend, das wollen die Leute so. Dass du immer alles hinterfragen musst", hat Michael gesagt.

Michael ist mein Mann für intime Stunden und, so weit es unsere gelöbnisfreie Verbindung zulässt, ein guter Freund. Wir haben uns vor zwei Jahren im Theater kennengelernt, an der Sektbar. Später hat er mich zum Essen eingeladen und wir haben noch mehr Sekt getrunken. Wir trinken nach wie vor gerne Sekt miteinander und manchmal auch Champagner.
Michael ist Werber. Er leitet seine Agentur so erfolgreich, dass er eine Menge Geld in eigenimagefördernde Maßnahmen stecken kann. Er braucht dieses „Mein Loft – mein Auto – mein Bike"-Gefühl. Ich brauche das nicht, ich bin aber anpassungsfähig, schließlich gibt es Schlimmeres als Männer mit Geld. Michael hat seine Guzzi, ich meine Tassen. Für jede Art Kaffee zu trinken die richtige. Meine Freunde finden das übertrieben, trotzdem schenken sie mir immer wieder neue Tassen, zum Beispiel fürs Büro. Meistens stehen irgendwelche Sprüche darauf. Zurzeit trinke ich meinen Kaffee aus der pinkfarbenen „Same shit, different day". Ich bin freischaffend, da kann man sich so etwas leisten. Außerdem hat meine Chefin Humor. Vor drei Tagen kam sie mit einem schwarzen Riesenhumpen zur Besprechung. Der Aufdruck „The Boss" glänzte imposant in Gold und auf dem B von Boss war ein Krönchen aus funkelnden Kristallen.

Michael schenkt mir immer sehr edle Tassen in ganz verrückten Formen. So hübsch und wertvoll, dass ich die meisten davon nie benutze. Wir haben viel Spaß miteinander, nur Diskussionen rund um das Thema Werbung sind mit diesem rhetorischen Fuchs zwecklos. Michael würde mir gegenüber nie zugeben, dass ein Werbespruch dämlich ist. Er kann alles verkaufen, selbst den tausendsten Lippenstift in mattrosa, obwohl gerade Karmesinrot angesagt ist. In mir weckt Michael neben naturgegebenen Bedürfnissen auch solche, von denen ich gar nicht wusste, dass ich sie habe. Mit dem mattrosa Lippenstift sah ich aus wie meine Tante Erna. Auf meine Vorwürfe entgegnete er, ich sei definitiv eine dieser Frauen, die naturbelassen am schönsten sind. Ich mag solche Lügen. Dass er mir aber vor nicht allzu langer Zeit eine zum Brezel gebogene Paprikawurst mit Gummikäsefüllung angepriesen hat wie einen Sechser im Lotto, nur weil der Hersteller zu seinen besten Kunden gehört, das verzeihe ich ihm nie. Meine ganze gute Erziehung ist mir aus dem Gesicht gefallen, als ich hineingebissen habe.

Aber das passt zu Michael. In seiner Agentur hat er ein signalrotes, fensterloses Kabuff, über dem ein Neonschild mit der Aufschrift Kreativweltraum hängt. Er schließt sich dort regelmäßig ein und denkt sich Slogans und Botschaften für alle möglichen Produkte aus. Er findet, das Rot des Raums fördere die kreativen Ströme in seinem Hirn. Mich macht rot ja aggressiv, aber ich mache auch keine Werbung. Jedenfalls geht Michael so weit zu behaupten, unsere ganze Ernährungsweise sei vor allem eine Marketingfrage, eine Politik der Produkte und Preise, der Verteilung und der Kommunikation.

„Emotions! *Coralie! Es geht immer um die* **emotions!"**

Na gut, ich stehe auf verzaubernde Gefühle. Und manchmal, im Land der Supermarkt-Märchenregale, höre ich die Produkte tatsächlich lieblich säuseln:
„Wenn du wissen willst, wie der Sommer schmeckt, mach mal Pause, gönn dir das Verwöhnaroma, die Sahnemomente des Lebens, leckerleicht, von glücklichen Kühen und wertvoll wie ein kleines Steak. Ein Schlückchen Balance, ein Tässchen Harmonie, gesundes Glück in Herzchenform. Mit Power im Riegel und Energie in der Flocke, all das Schöne bieten wir hier – zögere nicht, weck den Tiger in dir."

Tage des Glücks lassen sich so verbringen. **„Morgens, halb zehn in Deutschland"** ein **„Frühstückchen"** und gegen das **„11-Uhr-Loch"** einen Früchtequark. Wem das nicht reicht, der nimmt zwischendurch noch ein **„Frühstück zum Schlankbleiben"** oder verlegt das Mittagessen für **„Besser-Esser"** in den Vormittag – die schnelle Frische aus dem Kühlregal **„wie hausgemacht"** inklusive. Am Nachmittag dann **„gesunde Schokolade für Kinder"** oder 'ne **„yoghurt-leichte"**, eine **„kleine Torte statt vieler Worte"** und ein paar **„Vitamine und Naschen"** und wenn du schon dabei bist, nimm zwei. Denn: **„Lecker ist mir lieber"** – **„weil das Beste ganz normal ist"**. Ganz nebenbei: Die kleine Torte sehe ich oft auf Friederikes Schreibtisch, sie steht meistens angebissen neben den frischen Biopaprikastreifen, die sie in rauen Mengen isst, wenn der Arbeitsstress zu groß wird.

Süße Werbung

!

Weiß doch jeder!
„Kleine Steaks"
sind „wertvoll".

Leg los, werd groß!

Was ist gegen eine „Extraportion Milch" zu sagen?

Gesundheitsbezogene Werbeaussagen für Süßigkeiten
und andere Genussmittel sind immer kritisch zu
betrachten, denn den Produkten wird ein „gesundes
Image" quasi aufgezwungen. Ein hoher Kaloriengehalt
wird mit einem Plus an Vitaminen ausgewogen, ein
hoher Fettgehalt „mit dem Besten aus der Milch" –
die in Wahrheit gar keine Vollmilch, sondern nur
Milchzucker ist, kompensiert.

Zweimal hinschauen und hinhören lohnt sich also.

Süßes darf man sich gönnen, doch sollte man nicht dem Irrglauben erliegen, dass Süßes gesund ist und dazu beiträgt, den täglichen Vitaminbedarf zu decken.

Es ist wirklich so, wir kaufen keinen Quark mehr, wir kaufen Lebensqualität, Gesundheit und Glück. Wenn ich Schutz und Sicherheit suche, bietet man mir Pillen an, wenn ich schön sein möchte, muss ich Müsli essen, will ich jünger aussehen, soll ich Kefir trinken. Für Männer wie Michael gibt es **Power-mich-glücklich-Riegel** oder **Easy-going-clever-Gums.** Kein Wunsch, der nicht ernährungstechnisch zu befriedigen ist, sagt Michael. Das funktioniere bei allen Themen, für jedes Bedürfnis das richtige Versprechen.

Gestern haben wir einen **Mops im Regenmantel mit Leopardenmuster** gesehen, inklusive passendem Käppchen. Sein gedrungenes Frauchen war genauso gekleidet und Hermann, der Verkleidungen zutiefst verabscheut, ist sofort zum Angriff übergegangen. Was hat die Werbung dieser Frau versprochen?

Michael meinte, das Leopardenmuster gebe der Frau ein **Gefühl von Stärke, verbinde sie mit dem Hund und hebe sie aus der Masse heraus, weshalb sie sich besser fühle und glücklicher sei.** Michael kann derart wichtig gucken, wenn er solche Dinge sagt, wie eine 100-jährige Eule. Zum Glück reden wir selten über seinen Job und wenn er nicht an Werbung oder an seine Aktien denkt, ist Michael ein Schatz. Er trägt auch meine Einkaufstaschen. Und er mag gutes Essen und guten Wein. Genau wie ich. Ich liebe seine Einfälle, wenn es darum geht mich zu überraschen. Ab und zu schickt er mir einen Latte Macchiato ins Büro, an meinem letzten Geburtstag trommelten vier Bongospieler unter meinem Schlafzimmerfenster, und wenn er merkt, dass mich etwas bedrückt, schenkt er mir einen Tag im besten Spa der Stadt mit Lomi-Lomi-Massage und Ayurveda-Stirnguss oder er entführt mich zu den Erdmännchen in den Zoo. Außerdem mag er Hermann und Hermann mag ihn. Michael kann auch zuhören. Zumindest kann er sehr überzeugend so tun, als höre er zu. Wenn ich ihm von Hannes erzähle zum Beispiel. Bei dem war ich letzte Woche eingeladen.

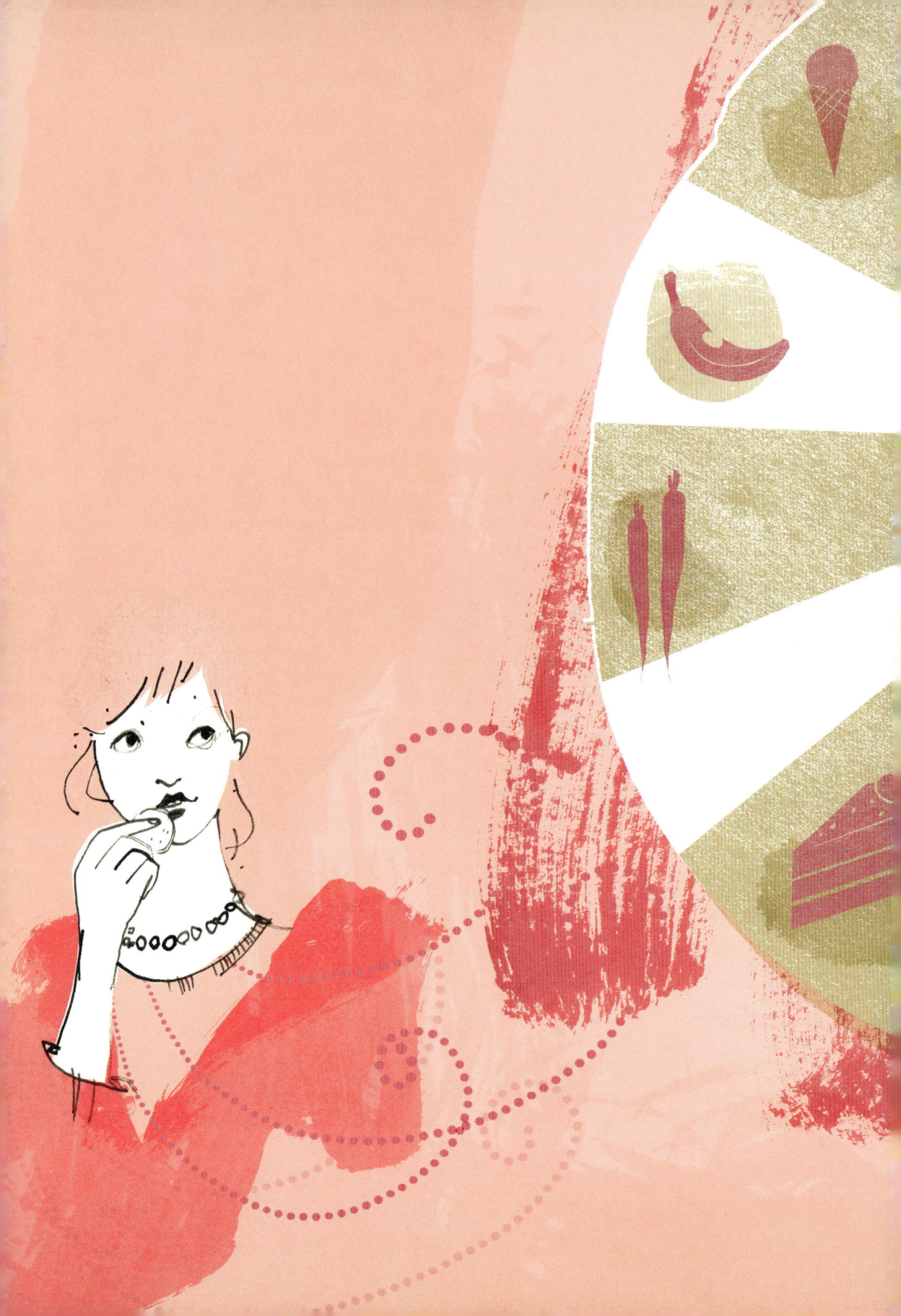

Herr der Zwiebelringe

Wenn Hannes, mein bester platonischer Freund und verlässlicher Tröster in misslichen Lebenslagen, kocht, bekomme ich Krämpfe. Nur vom Zugucken. Hannes findet es ganz toll zu improvisieren. Er improvisiert, ohne eine Idee davon zu haben, wie sein Speisenmischmasch später schmecken soll. Nicht immer kommt etwas Gutes dabei heraus.

Letzte Woche gab es „**Prinzessböhnchen im sturmgepeitschten Brombeersee an einem Eiland aus Fliegenfisch im duftigen Gemüsezwiebelbett**". Hannes' Essen hat grundsätzlich episch lange Namen. Er hatte sogar den Fisch selbst gefangen. An Ambitionen mangelt es ihm nicht, trotzdem ist es einfach ein großes Wagnis seine Einladung zum Essen anzunehmen. Es geht schon damit los, dass man endlos warten muss, bis Hannes serviert, man kann förmlich zuschauen, wie die Gäste mumifizieren. Ich bringe grundsätzlich zwei Meter Baguette mit, um mich und die anderen bis tief in die Nacht über der Tischkante zu halten. Wenn Hannes dann endlich sein Küchen-Kung-Fu beendet hat und etwas Warmes auftischt, ist die ganze Runde bereits tief verzweifelt in die Weinkelche entrückt und kaum einer mehr in der Lage deutlich artikuliert „Nein danke" zu sagen.

Ich finde,
Hannes mutet seinen Gästen sehr viel zu.

Es ist doch schrecklich peinlich, wenn es den Gästen nicht schmeckt, vor allem, wenn sie schon so betrunken sind, dass sie eigentlich nicht mehr allzu viel schmecken sollten. Hannes kennt diesen Gedanken nicht. Er setzt einfach voraus, dass alle anderen ähnlich abenteuerversessene Geschmacksknospen haben wie er. Richtig bitter wird es, wenn er seine selbst kreierten Cocktails anpreist, frisch gepresster Grapefruitsaft mit Rucola-Einlage zum Beispiel. Mit konstruktiver Kritik muss man sich auch zurückhalten, weil Hannes eine richtige Mimose sein kann, wenn seine Kochkünste infrage gestellt werden.

Bitter oder nicht –
reine Geschmacksfrage

Gehören
Sie zu den Personen,
die bittere Lebensmittel wie
beispielsweise Grapefruit, Kaffee,
Rosenkohl oder Chicoree verabscheuen?
Dann zählen Sie vielleicht auch zu den 25 Prozent der
Bevölkerung, die besonders empfindlich auf bestimmte
Bitterstoffe reagieren. Wie Ihnen bestimmte Lebensmittel
schmecken, hängt nämlich nicht nur davon ab, in welchem
kulturellen Umfeld Sie aufgewachsen sind, es wird auch von vererbten
Faktoren beeinflusst. Beispielsweise haben bitterempfindliche
Personen wesentlich mehr Rezeptoren für Bitterstoffe auf
der Zunge als unempfindliche Menschen.

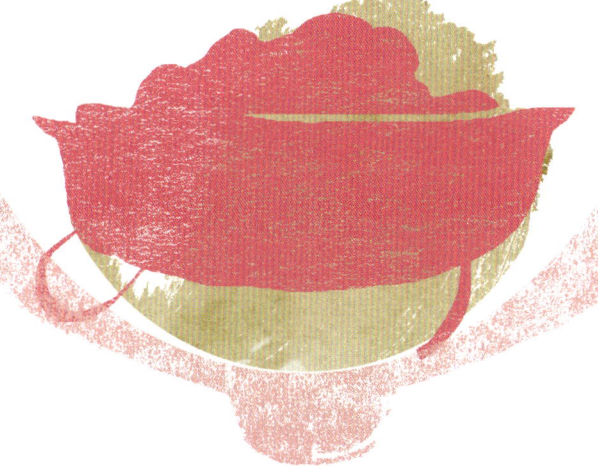

So würde sich erklären lassen, warum manche Personen Kaffee
als etwas sehr Genussvolles schätzen und andere sich nie an
den bitteren Geschmack von Kaffee gewöhnen können.
Man vermutet, dass auch die Unterschiede in der
Wahrnehmung anderer Geschmacksarten in der Anzahl und Art
der Geschmackszellen auf der Zunge begründet sind.

Hannes sagt jeder Zutat gnadenlos den Kampf an. Verstehen kann ich es, ein Verwaltungsbeamter im gehobenen Dienst hat schließlich kein sehr aufregendes Leben. Abenteuer erlebt Hannes nur, wenn er die Stadtgrenzen überfährt. Ich kenne wirklich keinen Mann, der einen schlechteren Orientierungssinn hat. Weil das so ist, lenkt Hannes sein Auto hörig dorthin, wohin ihn sein Navigationssystem führt. Kompromisslos steuert er immerzu ins freie Gelände. Erst letzte Woche hat ihn wieder ein Landwirt mit seinem Traktor aus einem matschigen Feldweg ziehen müssen.

> **„Das System hat ganz klar gesagt: Jetzt rechts abbiegen! Hör auf, mich auszulachen, Coralie. Es war dunkel. Wie sollte ich wissen, dass da keine Straße ist. Ich spreche nie wieder ein Wort mit dir, wenn du das weitererzählst.“**

Schon letzte Weihnachten habe ich Hannes einen kleinen Notfallhammer fürs Auto geschenkt, für den Fall, dass sein System ihn in den nächsten Fluss schickt. Mehr kann ich diesbezüglich nicht für ihn tun. Hannes ist so schrecklich unpraktisch. Dabei ist er sehr intelligent, löst die schwierigsten Sudoku-Rätsel und liest in einem Monat so viel wie andere in ihrem ganzen Leben nicht.

Nur Kochbücher, die liest er nicht.

Hannes und ich kennen uns schon aus Schulzeiten, lange bevor sein blonder Schopf mich handbreit überragt hat. Bereits damals fand ich es erstaunlich, wie er mit dem Thema Ernährung umging. In seinem gutbürgerlichen Full-Service-Elternhaus hat er schon als Kleinkind gelernt, welches Besteck zu welchem Menügang gehört und wusste allen Getränken das passende Glas zuzuordnen. Bis heute hat er diesen Sinn fürs Schöne – selbst seine Wassergläser sehen besonders aus. Seine Besteck-, Geschirr- und Gläsersammlung ist beeindruckend groß und nicht selten kommt ein Gast ins Schwitzen, weil ihn die Messer- und Gabelparaden rechts und links des Tellers zutiefst verunsichern. Mir macht das nichts – seit ich mit Michael schicke Restaurants besuche, kenne ich mich in gehobenen Tischsitten ganz gut aus. Zur Not gibt es immer noch den Trick abzuwarten, bis ein Knigge belesener Mensch die richtige Gabel in die Hand nimmt, um es ihm dann gleichzutun.

Die Gabel –
Werkzeug des Teufels?

In der Zeit vor dem 11. Jahrhundert waren Teller, Gabeln oder Löffel unbekannt. Man aß mit einem spatelähnlichen Messer direkt aus dem Topf oder aus Vertiefungen im Tisch. Häufig diente den Edelleuten auch ein Brot als Teller. Dieses wurde jedoch von den Tafelgästen nicht gegessen, sondern später an die bettelarme Bevölkerung verteilt. Man schnäuzte sich ins Tischtuch, wischte fettige Finger an der Kleidung ab und legte heruntergefallene Speisen wieder zurück in die Schüssel.

Die Gabel brauchte einige Jahrhunderte, um bei Tisch Einzug zu halten. Aus Glaubensgründen wurde sie bis ins 18. Jahrhundert abgelehnt. Man fürchtete, sie sei ein Werkzeug des Teufels, und hatte zudem Zweifel, ob das Essen von einer Gabel schmecken könne.

Hannes war auch der Einzige in meiner Klasse, dessen Pasteten-Pausenbrot mit hauchzart geschnittenen Olivenscheibchen aus einer Stoffserviette strahlte. Er hat sich mit der Serviette immer wieder sorgsam über die genüsslich vorgestülpten Lippen gewischt. Nachmittags mutierte Hannes dann vom Gourmet zum Burgerverschlinger, ohne Serviette, aber mit dem gleichen genießerischen Blick. Bis heute hat er kein Problem, blitzartig zwischen verschiedenen Ernährungsstilen zu wechseln.
Wenn ich genau darüber nachdenke, wechseln alle Leute, die ich kenne, ständig hin und her. Außer Tanja, aber die will sowieso lieber ein unsterbliches Radieschen sein.

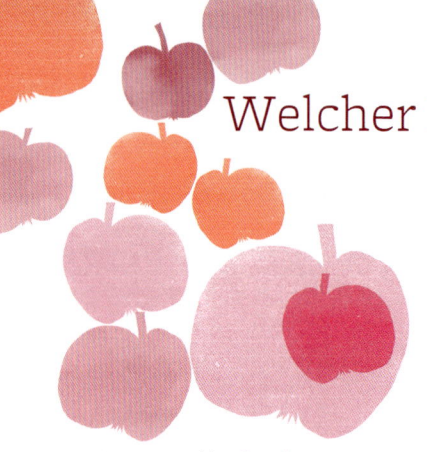

Welcher Esstyp sind Sie?

Genießer(in)?

Essen ist für Sie ein gesellschaftliches Erlebnis, während die sättigende Wirkung der Lebensmittel für Sie eine untergeordnete Rolle spielt. Sie genießen alles, was Ihnen im täglichen Umgang mit Lebensmitteln begegnet. Essen ist für Sie ein sinnliches Erlebnis. Bei der Auswahl Ihrer Lebensmittel und Speisen achten Sie darauf, dass diese alle Sinne ansprechen. Besonders wichtig beim Einkaufen sind Ihnen Aussehen, Geschmack, Geruch, Appetitlichkeit und Frische. Für Ihren Einkauf nutzen Sie die ganze Palette der vielfältigen Einkaufsstätten: Bauernmarkt, Feinkostgeschäft, Einzelhändler, Supermärkte, Discounter etc. Kochen verbinden Sie mit Spaß, Genuss, Entspannung und Kreativität. Diesen „Event" gönnen Sie sich nicht täglich, aber regelmäßig. Gerne kochen Sie gemeinsam mit Freunden und legen dann besonderen Wert auf eine ansprechende Atmosphäre am Tisch.

Hungrige/r?

Für Sie steht der funktionale Aspekt von Essen im Zentrum. Ihr Essen soll schmecken und satt machen. Im Alltag spielt das Thema Ernährung eine untergeordnete Rolle – es ist für Sie ein Alltagsphänomen. Kochen ist für Sie Pflicht und Notwendigkeit. Daher kochen Sie eher unregelmäßig und greifen gerne auf Gerichte zurück, die sich schnell und einfach zubereiten lassen.

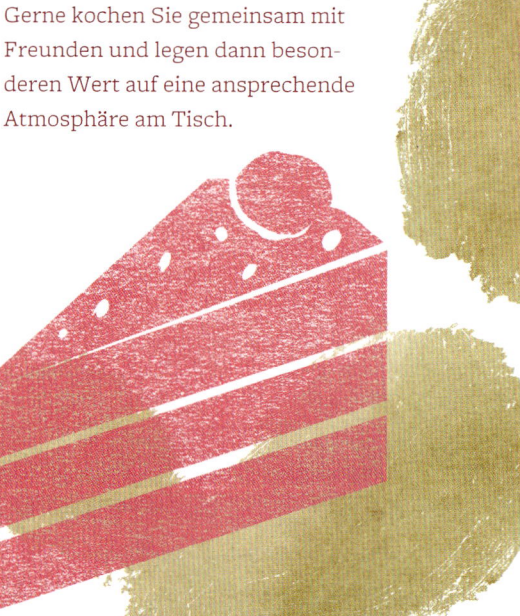

Gesundheitsfan?

Gesundes Essen und Ernährung spielen eine wichtige Rolle in Ihrem Leben. Ihre eigene Zufriedenheit definieren Sie darüber, wie gesund oder ungesund Sie sich heute ernährt haben. Beim Kauf von Lebensmitteln legen Sie besonders viel Wert auf gesunde Nahrung, die gut schmeckt, frisch ist und gut aussieht. Sie essen gerne Obst, Gemüse, Vollkornprodukte, Milch und Soja sowie Produkte mit zusätzlichem Gesundheitswert (z. B. Functional Food). Fast Food gehört selten bis gar nicht auf Ihren Speiseplan und auch von Werbung und schönen Produktnamen lassen Sie sich wenig beeindrucken. Den Einkauf, die Zubereitung und den Verzehr von Lebensmitteln zelebrieren Sie. Den Umgang mit Lebensmitteln empfinden Sie als etwas sehr Wichtiges in Ihrem Leben.

Geplagte/r?

Sie würden zwar gerne genießen, gönnen es sich aber nicht. Nach „Esssünden", wie Sie es gerne nennen, plagt Sie schnell ein schlechtes Gewissen. Dann nehmen Sie sich vor, dass alles besser wird und strafen sich mit Verzicht. Sie glauben, dass sich Genuss nicht mit gesunder Ernährung vereinbaren lässt. Sie haben den Wunsch nach einer gesunden und ausgewogenen Ernährung und meinen, diesen nicht mit Ihren Gelüsten und „Esssünden" vereinbaren zu können. Sie versuchen häufig, Ihre Ernährung umzustellen und haben schon öfter Diäten ausprobiert, weil Sie glauben, damit den Einstieg in eine gesündere Ernährungsweise zu schaffen.

Gestresste/r

Zeitmangel prägt Ihren Umgang mit Ernährung. Es stört Sie, dass Sie nicht genügend Zeit für Genuss und Essen aufbringen können. Zu einem guten Essen gehören für Sie Zeit für Einkauf, Zubereitung und Verzehr, die Atmosphäre beim Essen, die Gesellschaft und gute Gespräche. Am liebsten würden Sie jeden Tag selbst kochen und alle Zutaten frisch einkaufen. Diese Einstellung verträgt sich aber nicht mit Ihrem Alltagsleben, das von schnellem Essen und Stress geprägt ist. Ihre Unzufriedenheit mit sich selbst wächst, je häufiger Sie auf Fertiggerichte und Fast Food zurückgreifen müssen. Daher versuchen Sie immer wieder „gesunde Snacks", wie zum Beispiel frisches Obst oder Gemüsestreifen, in Ihren Alltag einzubauen.

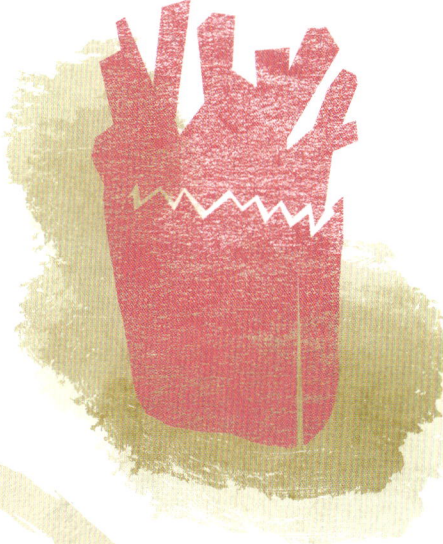

Mein Ernährungsstil ist tagesformabhängig. An manchen Tagen könnte ich von morgens bis abends alles essen, was mir zwischen die Zahnreihen gerät, an anderen vergesse ich fast, dass es so etwas wie Essen überhaupt gibt. Richtig ungesund wird es an diesen Hektiktagen, an denen eine Stunde nicht länger als die Minute ist. Dann stopfe ich schon mal morgens zwei Kaffeestückchen in mich hinein, verschlinge mittags die Pizza vom Schnelllieferservice, greife zwischendurch ständig ins Schreibtisch-Schoki-Depot und zermalme abends mit wehem Rücken vom vielen Sitzen ein Päckchen Erdnüsse zum tröstenden Sekt. Aber es gibt auch diese Genießertage, die schon mit dem Einkauf auf dem Markt anfangen, sich in der Küche fortsetzen und in einem grandiosen Abendprogramm mit Michael enden. Und manchmal passiert es mir, dass mich der Genuss einer einzigen Scheibe frischer Ananas in einen Trauminselurlaub schickt, aus dem ich verzückt lächelnd zurückkehre. Ich finde, ich sehe dann auch sofort gesünder aus. Wie auch immer. In diesem Punkt steckt mich so schnell keiner in eine Schublade hinein.

Honigzart & gurkenschön

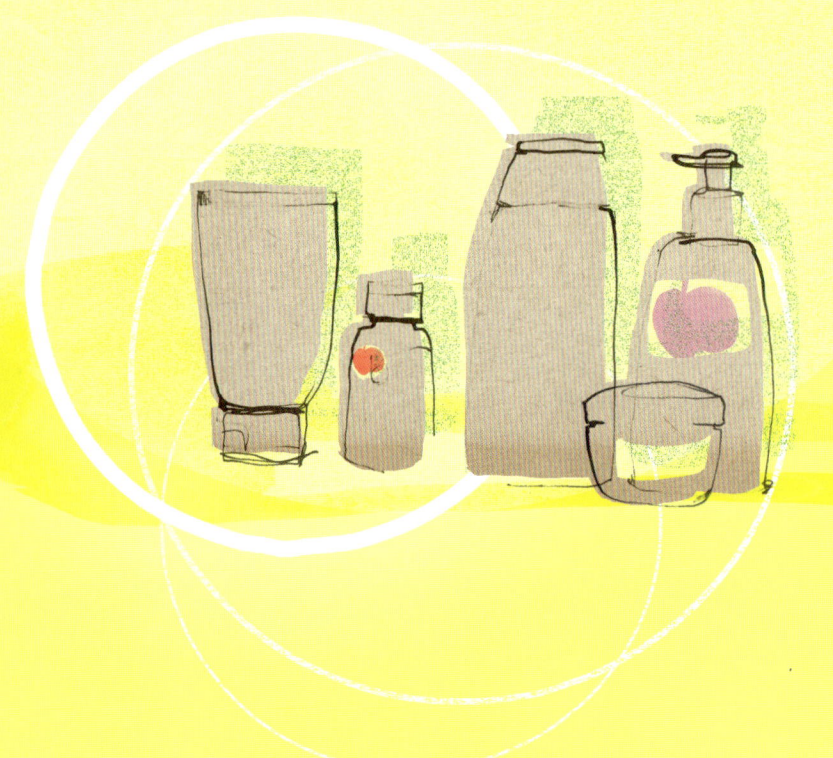
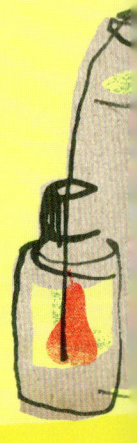

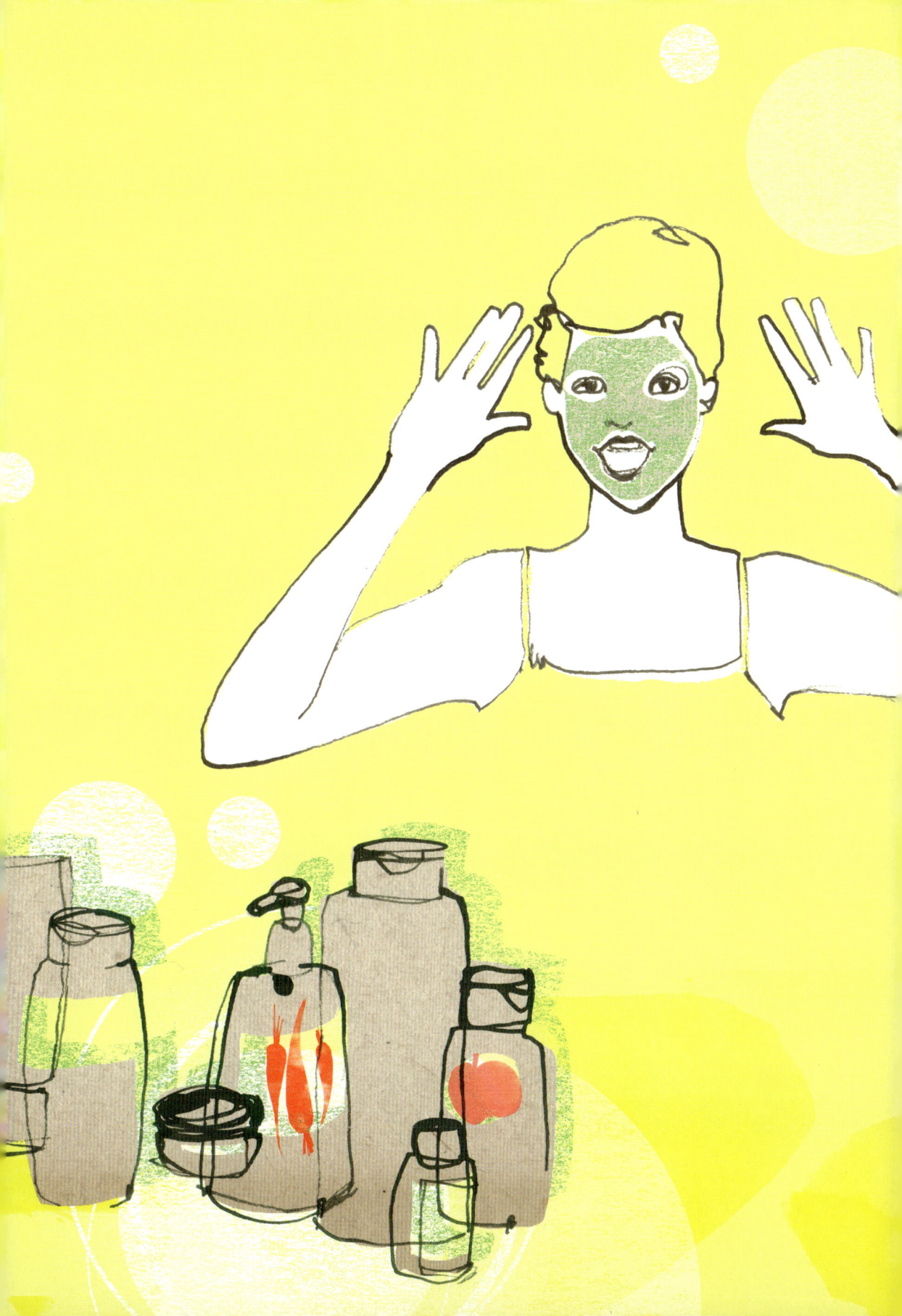

Wenn besondere Einladungen wie die zu Hannes anstehen und ich vorher Zeit habe, tue ich gerne etwas für meine Schönheit. Tanja hat mir vor ein paar Monaten ein kleines Büchlein mit alten Rezepten für Naturkosmetik geschenkt. Bäder, Massageöle, Cremes, Masken, Haar-, Hand- und Fußpflegemittel – alles zum Selbstmachen. Die Zutaten nimmt man einfach aus dem Kühlschrank, der Vorratskammer oder frisch vom Kräuterbeet. Da werden Lebensmittel ganz plötzlich zum vielversprechenden Mittel im Schönheitspflegeprogramm.

Das Buch mit den Naturkosmetikrezepten habe ich nur einmal benutzt. Ein Date mit Michael ist immer ein guter Grund, mich aufzuhübschen. Also habe ich die Haferflocken-Honig-Maske ausprobiert. Im Buch stand, sie mache eine wunderbar strahlende Gesichtshaut. Aus Haferflocken, warmem Joghurt und Honig wird eine zähflüssige Masse gerührt und großzügig auf Gesicht und Hals aufgetragen. Zunächst war das Gefühl auf meiner Haut auch sehr angenehm. Nach wenigen Minuten aber begann alles sehr zu spannen, was mich verunsichert hat. Doch laut Schönheitsrezept sollte die Maske am effektivsten sein, wenn man sie mindestens zwanzig Minuten einwirken lässt. Ich hatte sie eben zehn Minuten im Gesicht und bereits eine vollständig gelähmte Stirn- und Wangenmuskulatur, als es an der Tür klingelte.

„Du meine Güte! Was ist denn mit dir passiert? Guck doch mal, Walter! Gott o Gott o Gott, unser Kind ist krank!"
Meine Mutter riss entsetzt die Hand vor ihr Gesicht, während mein Vater mit weit offenem Mund und fahler Gesichtsfarbe dastand und nach Luft schnappte.
Ich sähe aus wie ein **Karpfen,** hat mein Vater gesagt, wie einer, der seit Tagen **tot** am Teichufer liegt. Es stimmte. Bei meinem Versuch zu lächeln, stellten sich die im Honig erstarrten Haferflocken auf wie alte Fischschuppen und überall zogen kraterförmige Risse durch die Maske, die mittlerweile steinhart geworden war.

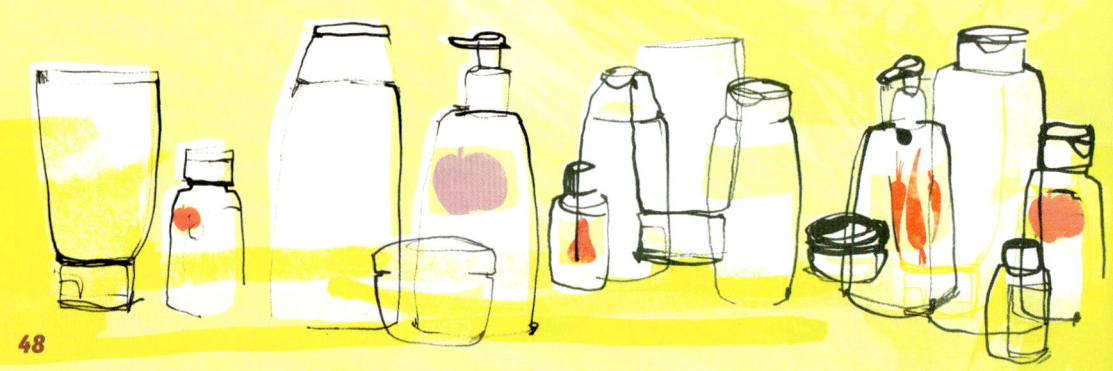

„Kein Wunder, dass du noch keinen Mann hast. Das ist ja zum Weglaufen grässlich."

Mein Vater weiß genau, dass ich mit Michael zusammen bin. Bevor ich mich weiter ereifern konnte, ist mir meine Mutter zur Seite gesprungen.

„Sei nicht so streng mit Coralie, Walter. Sie macht es ja wieder ab. Außerdem ist das vielleicht besser für die Haut als irgendeine teure Creme, von der man nicht weiß, was drin ist. In dem VHS-Kurs über Kräuterheilkunde, den ich im letzten Jahr besucht habe, hat die Lehrerin erzählt, dass Cleopatra in Eselsmilch gebadet hat und dass man überhaupt schon seit Jahrhunderten Kosmetik aus dem eigenen Garten herstellt."

Es folgte eine dieser Endlos-Diskussionen zwischen meinen Eltern, die das verständnisvollste Kind mürbe machen können. Mein Vater griff sofort auf das 17. Jahrhundert zurück und die Herrschaften im Gefolge des Sonnenkönigs, die sich, so meinte er, meterdick Mehl ins Gesicht gekleistert hätten, statt sich zu waschen. Das konnte meine Mutter unmöglich so stehen lassen und referierte nun über den Schick der damaligen Zeit und die Geheimnisse der Puderdose, nur um dann, fast ohne Luft zu holen, auf die Moderne und Frau Klesma überzuleiten. Die wiederum führt ein Porzellangeschäft in der Einkaufspassage und lässt sich regelmäßig mit Beluga-Kaviar massieren, hatte meine Mutter kurz zuvor beim Frauenturnen erfahren. Mein Vater konterte sofort angeekelt, Frau Klesma müsse sich gerade noch in Fischeiern wälzen. Es war der Zeitpunkt für mich einzugreifen, bevor meine Mutter in die Diskussion einsteigen konnte, die in solchen Fällen obligatorisch folgt und an deren Ende sich meine Eltern immer gegenseitig beschuldigen, an fortgeschrittenem Altersstarrsinn zu leiden.

„Hört zu, ihr Lieben. Ich habe wirklich keine Zeit. Ihr könnt euch gerne einen Moment setzen, aber ich muss ins Bad und kann mich nicht um euch kümmern."

Natürlich setzten sich meine Eltern und meine Mutter plauderte fröhlich vor sich hin. Sie hätten nach dem Essen im gutbürgerlichen Lokal am Rathausplatz einen Spaziergang um den See gemacht und nun täten ihnen die Füße weh. Zwischendurch rief sie immer meinen Namen, um sich zu vergewissern, dass ich mich im Bad nicht in Luft aufgelöst habe. Dann fuhr sie fort, mir alles Wichtige rund um ihr Mittagessen zu berichten.

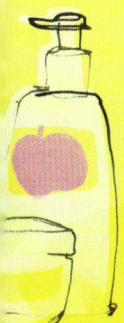

„Dein Vater hatte Schweinebraten mit Rosenkohl und Kartoffeln, war doch gut, nicht wahr, Walter?"

„Auf jeden Fall. Alles wie es sein muss. Kein Firlefanz. Nicht so wie die im Fernsehen manchmal, wo sie das bisschen Essen auf dem Teller unter einem Goldblatt verstecken. Davon wird doch keiner satt."

Wiederentdeckt:
Regionale Küche

Deutsche Küche ist stark im Trend. In ländlichen Regionen nie ganz tot, erobert sie nun auch wieder Großstadtrestaurants. Wir lernen Altes neu kennen, entdecken ihn wieder, den Geschmack unserer Kindheit. Trendforscher und andere Fachleute sehen in diesem Trend auch den Wunsch nach einem „Stück Heimat", die Suche nach Geborgenheit und Sicherheit.

Deutsche Küche heute ist eine Kombination aus überwiegend altvertrauten und erprobten und einem kleinen Teil neu hinzugekommener Zutaten. Guter Geschmack und absolute Frische spielen dabei eine wesentliche Rolle. Außerdem sind die traditionellen deutschen Gerichte heute wesentlich „leichter", das heißt, sie sind fett- und kalorienärmer.

... oder das: Möhrenluft mit Kokosmilch

Ein neuer Trend in der Spitzengastronomie ist die Molekularküche, in der die ursprünglichen Lebensmittel chemisch oder physikalisch verändert werden, um ganz neue Geschmackserlebnisse entstehen zu lassen. So lassen sich zum Beispiel gelierte Gerichte formen, die klangvolle Namen wie „Tomatentagliatelle an Parmesanschaum" tragen, aber keine einzig echte Nudel enthalten.

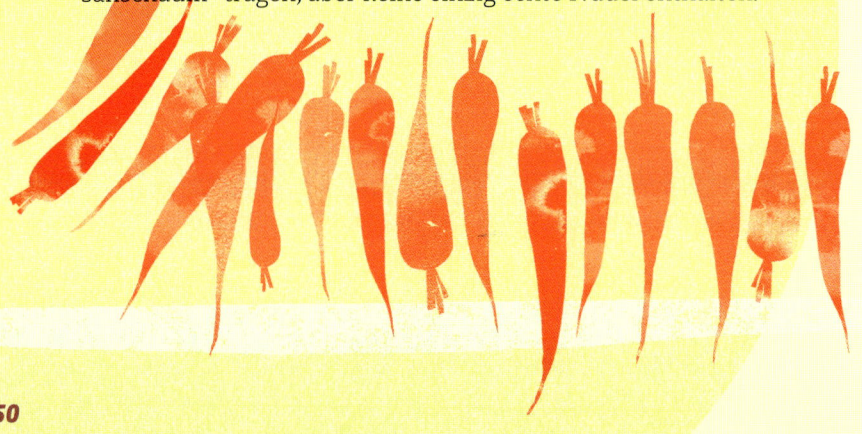

Das sei doch auch nicht mehr so, hörte ich meine Mutter sagen, nun gäbe es doch diese Jungen Wilden, die hübschen Köche mit ihren modernen Haarfrisuren, wie sie sie nannte. Mein Vater fand sie eher ungekämmt, aber er stimmte meiner Mutter zu, dass die Kerle ganz gut kochen. Während meine Mutter laut darüber nachdachte, wer wohl die Fernsehküchen nach den Kochsendungen aufräumt, bin ich an meiner blöden Maske verzweifelt. Sie ließ sich einfach nicht von meiner Gesichtshaut lösen.

„Das musst du einweichen. Probier's mal mit einem nassen Handtuch. Den Rest kratzen wir ab", rief mir meine Mutter zu.

„*Sei froh, wenn du hinterher noch Haut im Gesicht hast.*"

„Jetzt mach doch Coralie keine Angst, Walter! Du könntest auch mal etwas für deine Haut tun. Es gibt heute viele Cremes mit Vitaminen und Sachen drin, die gut für die Haut sind. Ich habe mir gerade eine gekauft, du kannst sie ruhig einmal ausprobieren. Mit LIPOSOMEN. Was ist das eigentlich, Coralie?"

„LIPOSOME sind Fettkörperchen, die sich mit den Wirkstoffen verbinden und sie dann in die Haut transportieren. Aber ich habe gelesen, dass es ganz unterschiedliche LIPOSOME gibt und dass es überhaupt nicht klar ist, ob LIPOSOME tatsächlich das halten, was die Hersteller versprechen."

„So was kommt mir nicht ins Gesicht, Henni, ich bin doch kein Versuchskaninchen."

Sofort war der nächste Streit im Gange.

„Streitet euch nicht hier in meinem Wohnzimmer. Die Idee mit dem Handtuch war gut, Mama. Jetzt hängt nur noch ein bisschen in den Augenbrauen und am Haaransatz. Aber meine Haut ist von dem vielen Rubbeln knallrot. Ich kriege die Krise, in einer halben Stunde kommt Michael und ich habe noch nicht mal meine Haare ausgewaschen."

Ich hatte nämlich nicht nur die Haferflockenmaske ausprobiert, sondern auch noch eine Eigelb-Olivenöl-Kur in den Haaren. Fünf Haarwäschen später waren sie halbwegs entfettet und meine Eltern in Jacke und Schal an der Tür.
Sie sind dann tatsächlich gegangen. Keine zehn Minuten später hat Michael geklingelt. Er musste noch eine ganze Stunde warten, bis meine Haare endlich vollends fettfrei waren. Ich war entnervt und die roten Flecken in meinem Gesicht sind erst im Laufe des Abends ganz verschwunden.

Das kleine Buch von Tanja habe ich später an meine Mutter weitergeschenkt. Mit ihren Turnfrauen probiert sie seitdem ein Rezept nach dem anderen aus. Ich glaube, sie hat es schon ein bisschen übertrieben. Vor vier Wochen hat mein Vater ihr mit Scheidung gedroht. Sie hatte am Abend zuvor im Bett gelegen und ihn zu Tode erschreckt. Füße und Hände waren zentimeterdick mit einer selbst gemachten Kakaobutterpaste überzogen und zum Schutz der Bettwäsche in Gefrierbeuteln eingeschlossen. Ihr Dekolleté schmückte ein gestampftes Avocadomus, Arme und Gesicht glänzten von dem Aloe-Vera-Saft, den sie sich direkt vom abgeschnittenen Pflanzenblatt auf die Haut gestrichen hatte.

„Auf ihren Augen hatte sie riesige Salatgurken!"

Ganz verzweifelt hat mein Vater mir jedes Detail geschildert und sich dabei immer wieder angewidert geschüttelt.

„Jedes Mal, wenn sie den Mund aufgemacht hat, um zu sprechen, hat der Honig auf ihren Lippen eklige lange Fäden gezogen, Coralie! Ich liebe deine Mutter. Aber das ist zu viel!"

Er hat mir wirklich leid getan. Ich habe ihm vorgeschlagen, dass er einen Kompromiss mit meiner Mutter schließt. Sie kümmert sich nur noch um ihre Schönheit, wenn er es nicht mit ansehen muss. Im Gegenzug schenkt er ihr ein Schoko-Wochenend-Verwöhnprogramm auf einer Beauty-Farm mit warmem Schokoladenvollbad und allem drum und dran. Paps hat zwar etwas geschluckt, als er erfuhr, was ihn dieses Wochenende kosten wird, aber schließlich hat er es meiner Mutter geschenkt.

Michael und ich sind abends ebenfalls in dem gutbürgerlichen Restaurant gewesen. Gemütliche Atmosphäre. Der Wirt hat zwischendurch eine Runde an den Tischen gedreht und mit jedem Gast ein paar Worte gewechselt. Später spielte er sogar noch am Klavier und trällerte irgendeinen Gassenhauer. Die Leute schienen sich alle sehr wohlzufühlen. Klar, dass das meinen Eltern gefallen hat. Für Michael und mich war es eine schöne Abwechslung zu den Gourmettempeln, in die wir sonst sehr gerne gehen.

Iss dich schön!

Die beste Schönheitspflege für die Haut kommt immer noch von innen. Eine ausgewogene Ernährung, vitamin- und ballaststoffreich, schützt die Haut vor Unreinheiten und Entzündungen und wirkt vorzeitiger Hautalterung entgegen.

Kosmetikprodukte beinhalten heute häufig Pflanzenstoffe, Extrakte und Vitamine, die bestimmte Wirkungen auf die Haut haben sollen. In ihrer Ursprungsform verwendet, trifft dies sicher auf viele dieser Stoffe zu. Aber genügen die kleinen Mengen, die in Kosmetika eingesetzt werden, tatsächlich, um positive Effekte hervorzurufen oder die Haut zu schützen? Und: Können diese Vitamine und Stoffe wie zum Beispiel das viel beworbene Coenzym Q10 tatsächlich die Hautbarriere überwinden, um in der Tiefe zu wirken? All das ist noch nicht eindeutig bewiesen.

SICHER ABER IST: Pflanzenstoffe, Vitamine und andere Nährstoffe wirken sich positiv auf uns aus, wenn sie über die Nahrung aufgenommen werden. Wahrscheinlich sehr viel wirksamer als die vielversprechenden „High-Tech-Cremes" aus den Kosmetiklabors.

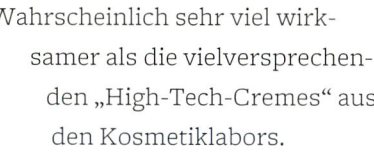

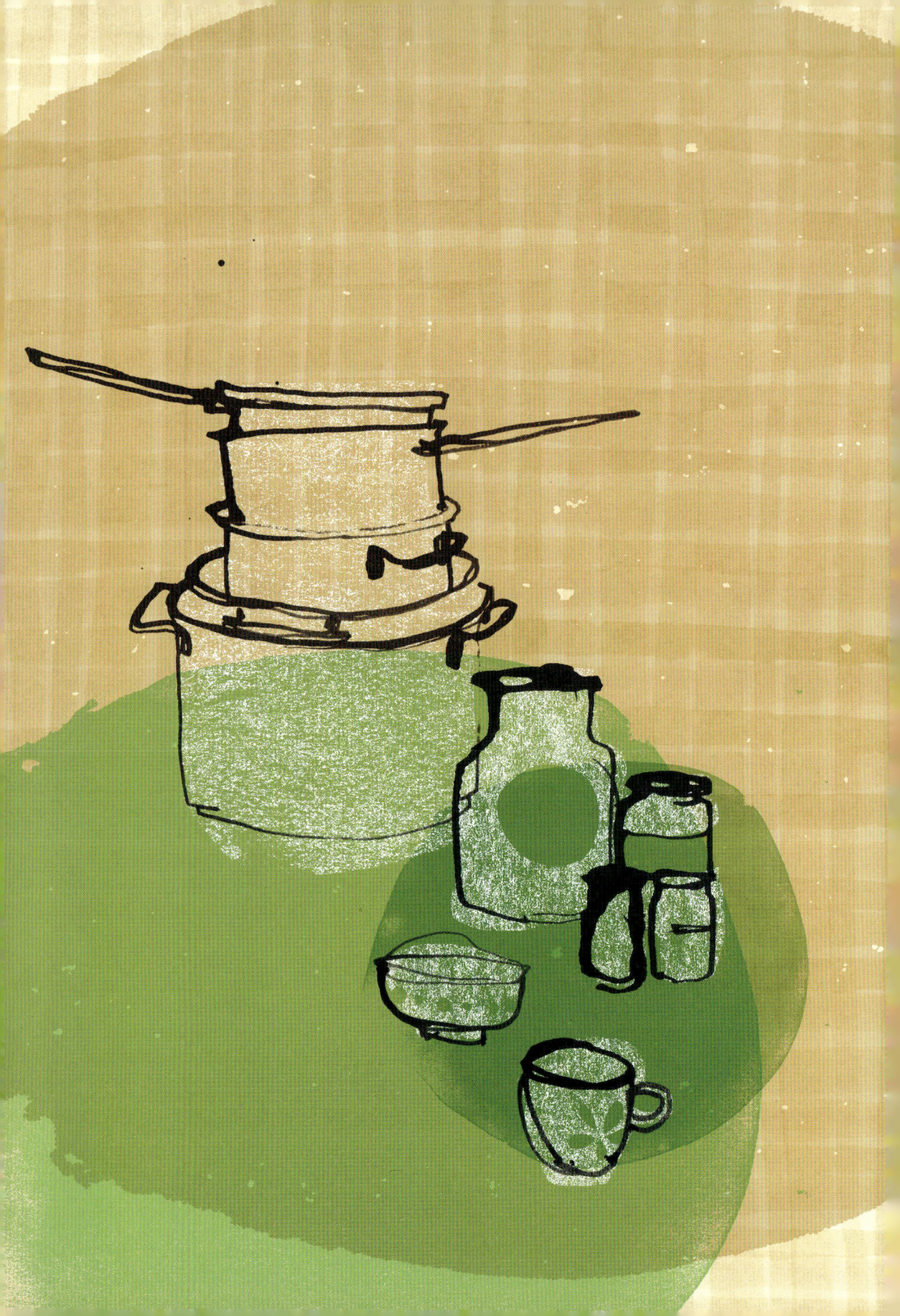

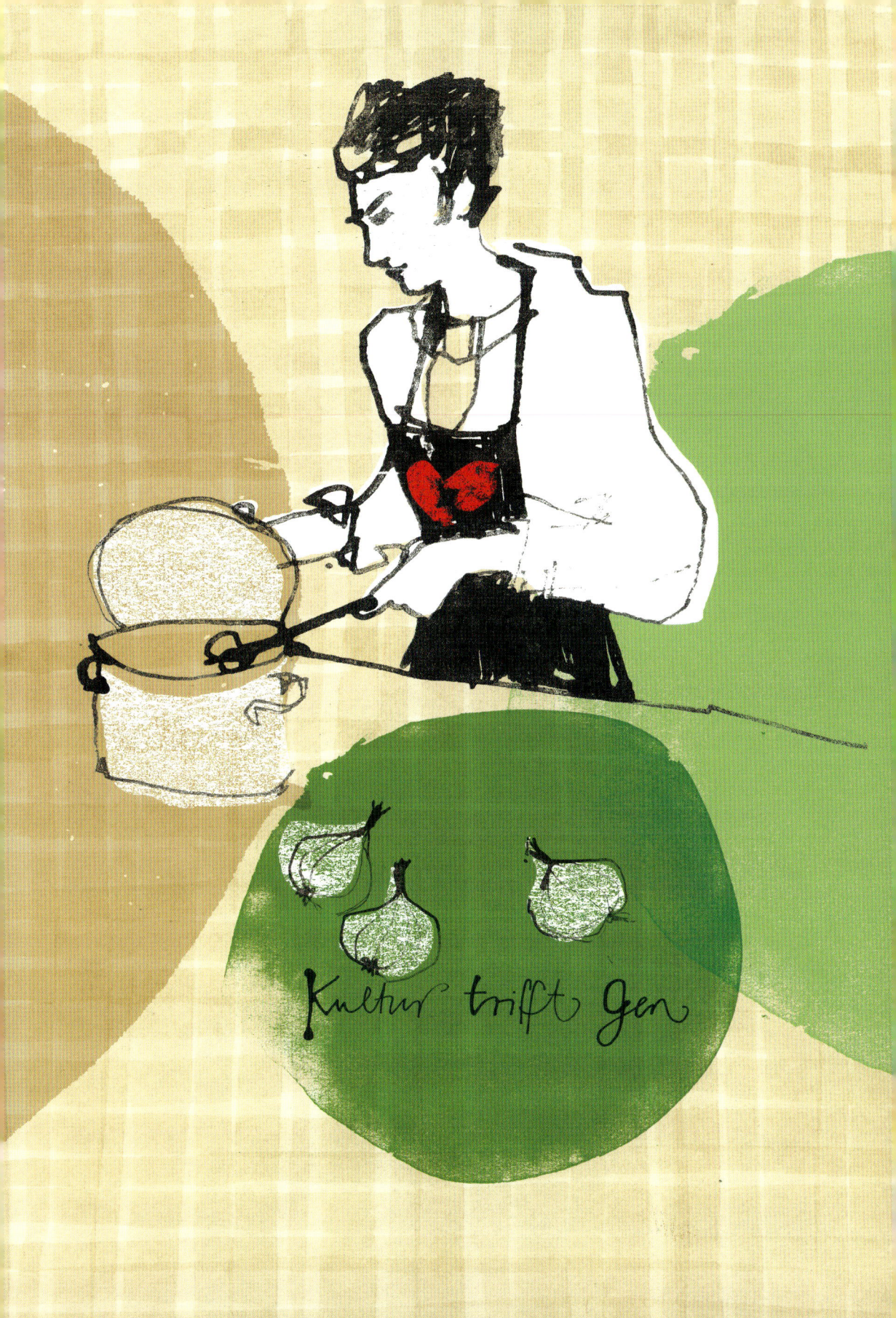

Kultur trifft Gen

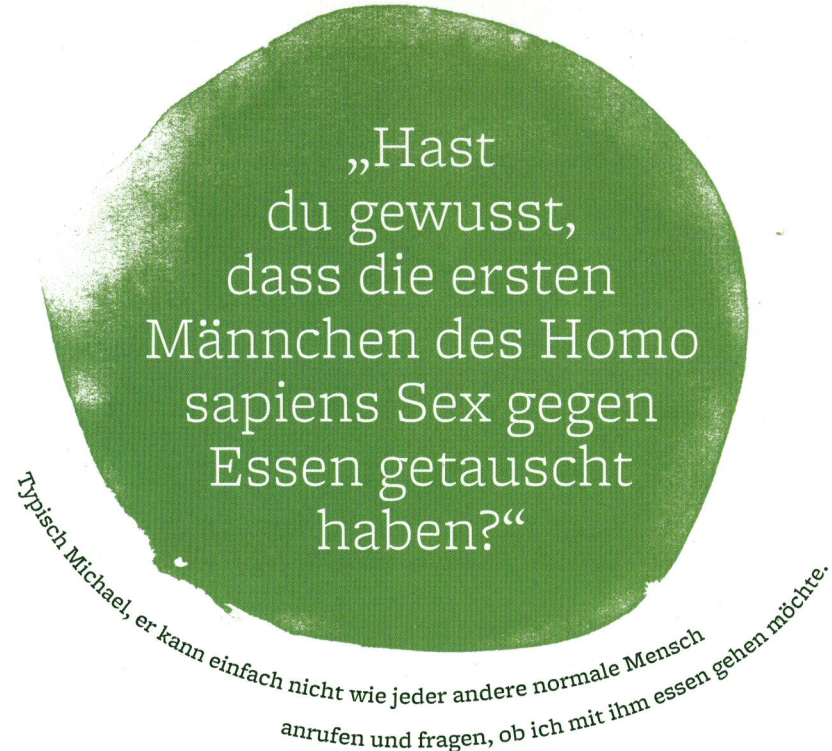

„Hast
du gewusst,
dass die ersten
Männchen des Homo
sapiens Sex gegen
Essen getauscht
haben?"

Typisch Michael, er kann einfach nicht wie jeder andere normale Mensch anrufen und fragen, ob ich mit ihm essen gehen möchte.

„Ach ja? Was ist der Unterschied zu heute?"

„Frauen besorgen sich ihr Essen selbst."

„Richtige Antwort. Du darfst mich einladen."

Ich gehe gerne mit Michael aus. Dank ihm habe ich alle kulinarischen Hochgenüsse, die in mittelbarer Umgebung zu haben sind, gekostet und ich habe gelernt, dass Austern schlürfen bei mir denselben Effekt hat wie ein Finger im Hals. Aber ich kann jetzt auch eine echte schwarze Trüffel von einer falschen, parfümierten unterscheiden.

Dieses Mal will Michael für mich kochen und ich bin sehr gespannt. Er kocht selten und das ist schade, denn seine Küche ist ein edelstahlblitzendes Paradies. Verglichen mit meiner minimalistischen Koch- und Spülzeile ist Michaels Küche ein gigantischer Erlebnisraum, großzügig gestaltet mit zentralem Hightech-Herd und viel Schnickschnack. Alles vom Feinsten in schickem Ambiente und mit einem Esstisch, an dem leicht eine Familie mit zehn Kindern samt Großeltern, Nichten, Neffen und Nachbarn Platz fände. Die ganze Wohnung ist ein teurer Männertraum. Glas, Metall, Leder und edles, dunkles Holz – jedes Stück glänzt am richtigen Platz.

Mir persönlich ist das alles zu durchgestylt, aber ich bin ja auch eine Chaotin mit Sammeltick, meinte jedenfalls Michael neulich, als er schockiert festgestellt hatte, dass ich meine Orangen mit einer antiken mechanischen Presse entsafte. Er besitzt selbstverständlich ein blaumetallic-blitzendes Turbo-Highend-Gerät, so groß, dass man ganze Plantagen damit schreddern könnte.

Küchenfee

UND KOCHJONGLEUR

Frauen agieren häufig in der Alltagsküche;
Männer in der Event- und Wochenendküche.

**Frauen verbinden Kochen vor allem mit Genuss, Spaß und
Entspannung. Für Männer ist Kochen Herausforderung,
soziale Aktivität und Kreativität. Sie kochen aber
unregelmäßiger als Frauen.**

**Männer handeln spontan und greifen auf schnell verfügbare Lebensmittel zurück. Frauen
tauschen sich im Hinblick auf Rezepte eher mit Freunden aus und nutzen Kochbücher.**

Frauen bevorzugen Fachgeschäfte häufiger als Männer; sie gehen gerne zum Markt, zum
Bäcker, zum Metzger. Für Frauen ist der Einkauf aber von untergeordnetem Interesse.
Genuss, Zeit, Qualität, Atmosphäre, Gesellschaft, Gesundheit werden durchweg im
Vergleich wichtiger eingestuft.

Männer definieren ein „gutes Essen" vor allem über das Gericht
selbst. Frauen legen mehr Wert auf Details und auf das
Ambiente; sie mögen bestimmte
Gewürze und nutzen diese gerne.

Michael ist eindeutig das luxuriöse
Element in meinem Leben und ich
gebe zu, ich finde es schick, vor der Tür
eines Sterne-Restaurants aus seinem
Sportflitzer zu steigen und untergehakt
bei diesem gut aussehenden 35-jäh-
rigen Hünen locker-flockig ins Lokal
zu schreiten, während er das dunkle
Haar aus der Charakterstirn streicht.
**Das macht einfach Spaß, da kann
mir Tanja so viel Oberflächlichkeit
vorwerfen wie sie will.** Auf den Homo
sapiens ist Michael übrigens gekommen, weil wir beim letzten Treffen über
die Frage diskutiert hatten, ob sich der
heutige Mensch über seine genetische
Veranlagung hinwegsetzen kann. Gibt
es einen Zusammenhang zwischen
unserer Natur und der Kultur, in der
wir leben?

Milch?
Nichts für Asiaten

Traditionell nutzen Asiaten Milch nicht als
Lebensmittel. Käse – bei uns Europäern
vom täglichen Speiseplan kaum wegzu-
denken – ist für viele Asiaten **„vergammelte
Milch"** und ruft bei ihnen Ekel hervor.
Diese Ablehnung von Milchprodukten
hatte bei den Urahnen der asiatischen
Bevölkerung einen natürlichen Grund:
Ihnen fehlte das Enzym Laktase, das den
Milchzucker (Laktose) verdaubar macht.
Ohne dieses Enzym wird der Milchzucker
von Bakterien zersetzt und verursacht
Blähungen, Bauchschmerzen und Durch-
fall. Auch heute noch leiden die meisten
Asiaten ab dem Kleinkindalter unter dieser
Milchunverträglichkeit.

So viel steht fest: Es hat sich nicht viel Gutes getan, seit wir auf zwei Beinen laufen, jedenfalls nicht, was unsere Ernährung angeht. Von den ersten Menschen bis heute haben wir zwar immenses Wissen angehäuft, Jahrtausende nachgedacht, geforscht und erfunden, optimiert und organisiert – mit dem Ergebnis, dass wir nun vollends den Durchblick verloren haben. In der Steinzeit kämpften unsere Vorfahren um Nahrung, weil sie überleben mussten, heute tragen wir täglich Entscheidungskämpfe aus, was aus dem riesigen Überangebot an Produkten in unserem Einkaufswagen landen soll. Ein geschichtlich betrachtet recht neues Phänomen, immerhin ist die letzte große Hungerwelle in Europa gerade einmal gut 100 Jahre her. Was machen wir aus dem Überfluss? Wir bekommen schlechtere Zähne, schlechtere Knochen und höchstwahrscheinlich auch sehr viel empfindlichere Eingeweide als unsere Vorfahren.

Aber wie hat sich die Ernährung seit der Steinzeit verändert? Eine Referentin auf einem Kongress, den wir neulich ausgerichtet haben, hat sich ausgiebig mit dem Thema befasst. Die Zusammensetzung des Essens, sagte sie, hing zu allen Zeiten stark mit dem sozialen Rang einer Person und der Region, in der sie lebte, zusammen. Steinzeitmenschen hätten vor allem Wildpflanzen und Fleisch gegessen, wobei der Anteil ganz unterschiedlich ausgefallen ist, je nachdem, ob ein Volk sich mehr auf die Jagd oder aufs Sammeln verlegt hatte.

Später, als die Menschen mit dem Ackerbau begannen, gab es BROT UND HÜLSENFRÜCHTE. Fleisch war rar, das teilten die Privilegierten unter sich. Je höher der Rang einer Person, desto höher war auch ihr Fleischverzehr. Die Bevölkerung wuchs immer stärker an, es kamen Seuchen und Hunger. Fleisch und Getreide wurden wieder knapp, Kohl, Wurzeln und Früchte mussten nun den Hunger stillen.

FLEISCHKONSUM blieb Wohlstandslabel bis in die jüngere Zeit. Erst mit der Industrialisierung stieg er schnell an, auch ärmere Leute konnten sich jetzt ihren Sonntagsbraten leisten. Zumindest in kriegsfreien Jahren. Nach Ende des 2. Weltkrieges hat der Fleischkonsum bis heute kontinuierlich zugenommen, während der Getreide- und Kartoffelverzehr zurückgegangen ist.

SÜSSES hielt schon vor mehr als 300 Jahren Einzug ins schöne Leben, meinte die Expertin noch. Kaum eine Zutat würde die Fantasie der Menschen seither so sehr beflügeln wie Zucker – zumindest, was meine angeht, hat sie da völlig recht.

Wenn ich mir vorstelle, wie wenig süß das Leben früher war und wie viel härter das gemeine Volk arbeiten musste. Unser Leben hat sich doch sehr zum Bequemen verändert. Wir genießen das, indem wir noch mehr essen. Das wäre auch kein Problem, wenn die Gene nicht so entsetzlich unflexibel wären.

„Gute" Gene. „Schlechte" Gene?

Stellen Sie sich vor, Sie lesen in der Zeitung:
„Forscher entdecken 200 Risikogene für Fettleibigkeit
und Folgeerkrankungen!"
Was sagen Sie? Vielleicht: Das haben wir doch immer schon
geahnt – die Gene sind schuld an dem Problem
mit dem Übergewicht!

Aber Wissenschaftler geben längst zu, dass es so einfach nicht ist. Studien haben
gezeigt, dass Träger von „guten" Genen nur dann auch wirklich ein geringeres
Risiko für Übergewicht und Diabetes haben als Träger von „schlechten" Genen,
wenn sie regelmäßig körperlich sehr aktiv sind und gleichzeitig eine ausgewogene Ernährung bevorzugen. Schon durch diesen kleinen Befund
wird deutlich, dass es ein kompliziertes Zusammenspiel zwischen Lebensstil, Ernährung und Genen gibt.

Gene sind einfach stur, nicht nur beim Menschen. Hermann zum Beispiel ist fest davon überzeugt, er sei ein Wolf, zumindest solange es nicht donnert. Er kann herzzerreißend jaulen, wenn ich unter der Dusche singe, und er liebt es, hinter Mäusen herzujagen. Ab und zu fängt er eine im Feld. Er frisst sie nicht, aber manchmal beißt er hinein, auch in Spitzmäuse. Was dann folgt, ist ein kleines Spektakel. Hermann lässt erschrocken von der Spitzmaus ab, springt entsetzt ein paar Meter zurück und schüttelt sich den Ekel aus dem Fell. Und noch Stunden später macht er einen deprimierten Eindruck. Früher dachte ich immer, ihm sei schlecht von dem Gift, das manche Spitzmäuse haben. Ein Spitzmausexperte belehrte mich aber eines Besseren: Viel mehr als das Gift, das sich in der Unterspeicheldrüse einiger Spitzmausarten findet, ist es wohl eher der für Hermann unerträglich penetrante Moschusgeruch, den übrigens auch ungiftige Spitzmäuse von sich geben. Ich bin fast sicher, dass sich ein richtiger Wolf genauso stark vor diesem Moschusgeruch ekelt.

Offenbar gibt es einen Zusammenhang zwischen der Ernährung unserer Vorfahren, unseren Genen, unserer Herkunft und unseren Vorlieben für bestimmte Nahrungsmittel und Zubereitungsarten. Ich zum Beispiel bin eindeutig keine Mexikanerin und ganz bestimmt gab es auch keinen Mexikaner unter meinen Vorfahren, sofern man nicht auf Adam und Eva als Paar der ersten Stunde zurückgreifen möchte. Vor drei Jahren bin ich zwei Wochen durch Mexiko gereist und die Diarrhöe war meine intimste Begleiterin. Man stellt sich nicht vor, wie sehr so ein Dauerdurchfall schwächen kann, von der unangenehmen Tatsache abgesehen, dass ich als Rucksacktouristin nur begrenzt Wechselwäsche dabei hatte. Ich kann mich anpassen wie ich will, Landkarten studieren, Sprachen lernen, Kleidungsstile übernehmen und ortsübliches Verhalten an den Tag legen, mein europäisch geprägter Verdauungstrakt weigert sich einfach mit einer fremden Kultur eins zu werden. Ein paar scharfe Gewürze, die die Mexikaner ans Essen geben, um in der heißen Region Bakterien und Getier zu bekämpfen, schon lässt mich mein eigener Leib im Stich. Am Ende war ich kurzfristig drei Kilo leichter, was mich mit der Erkenntnis, ein Parasit im fremden Land zu sein, nicht versöhnen konnte.

schlaue Ferkel & Apfel light

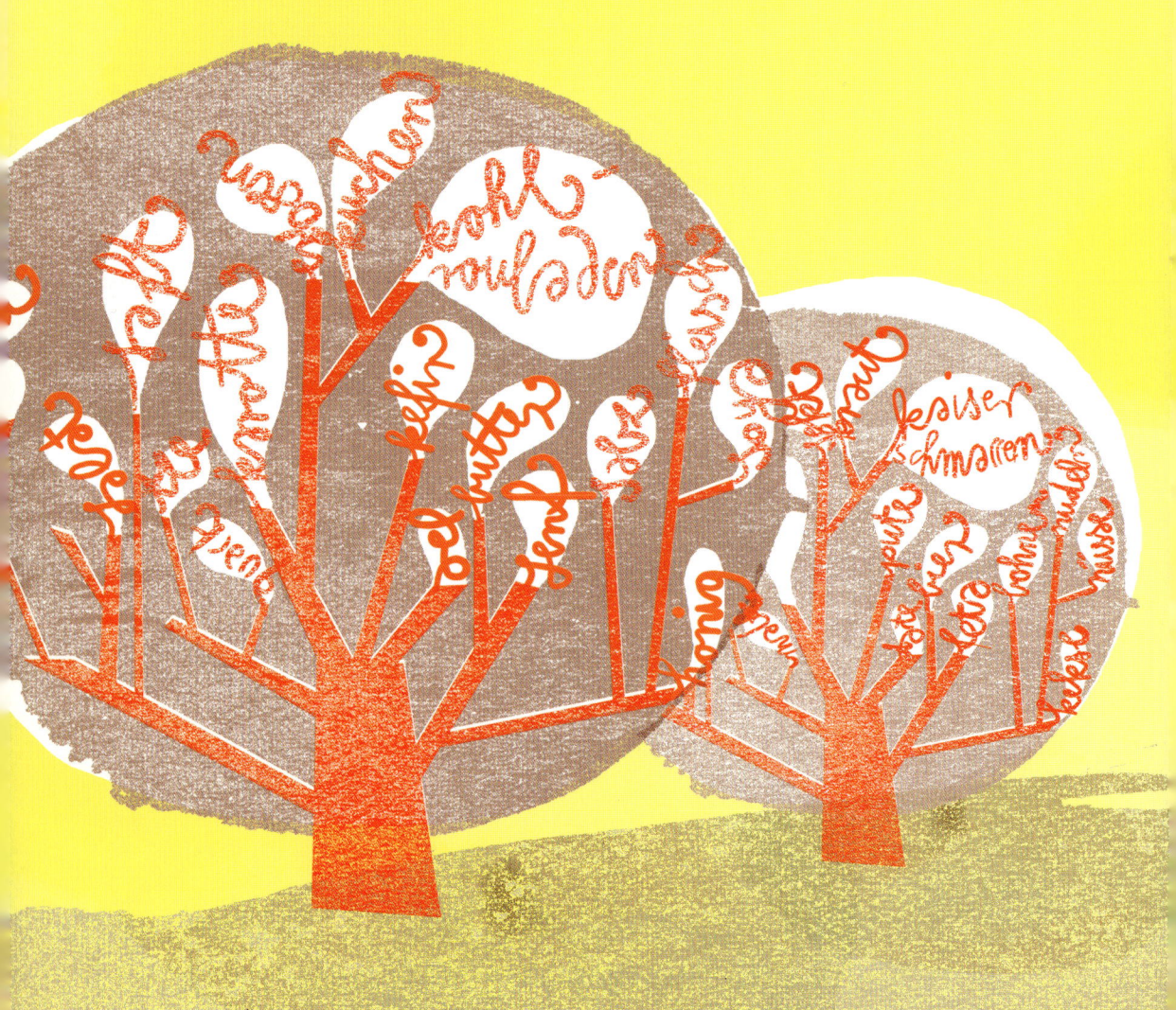

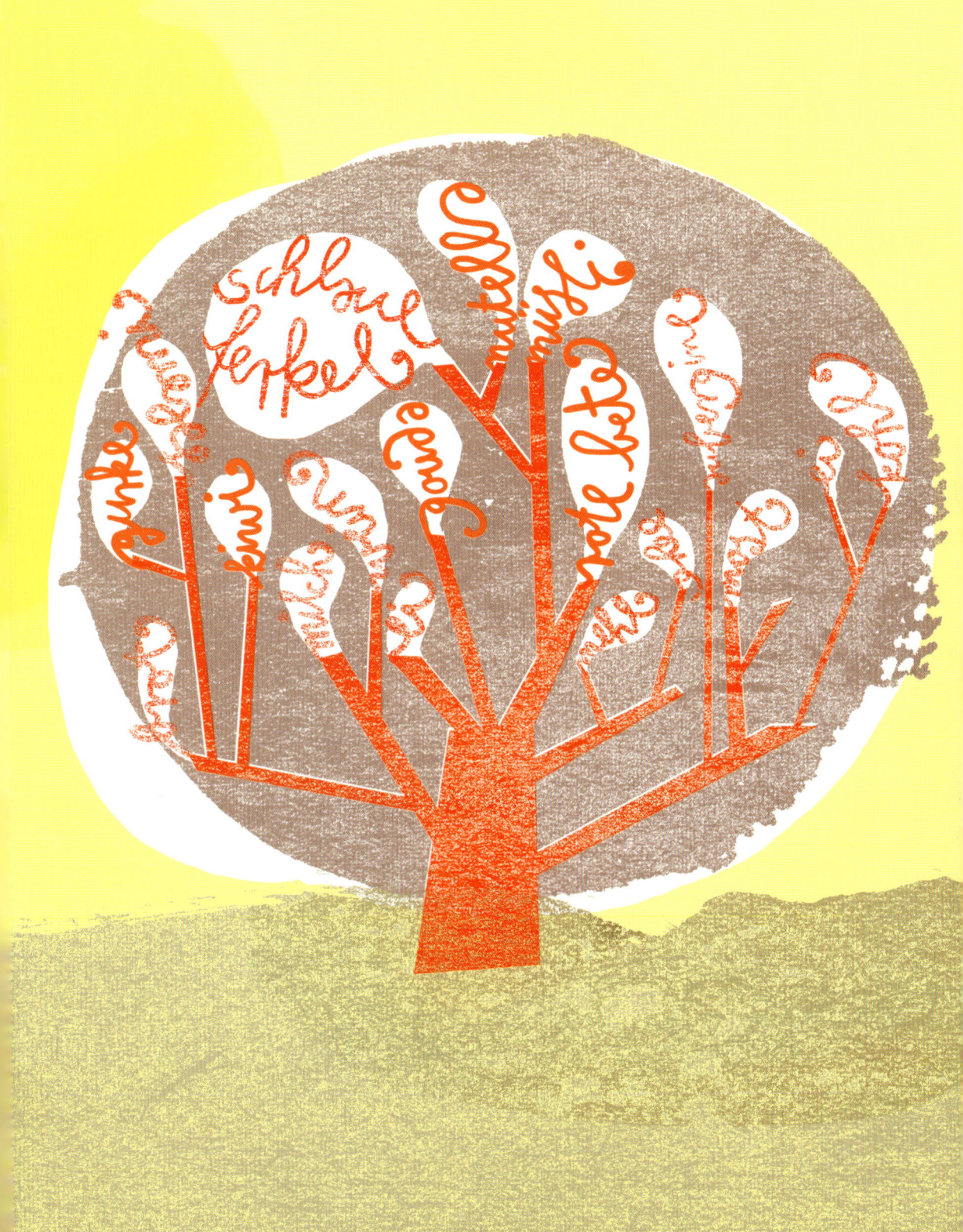

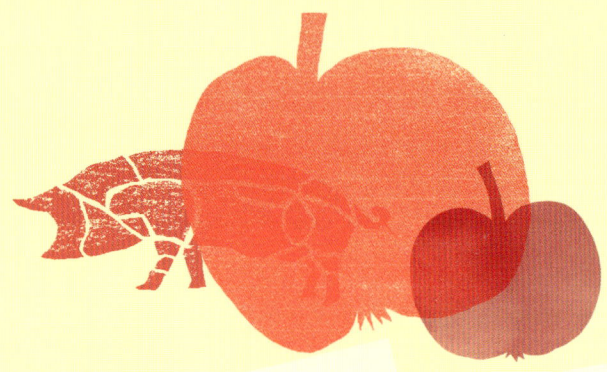

Michael hat erzählt, dass man jetzt den Zusammenhang zwischen Genen und Ernährung erforscht, um die individuelle Ernährung zu optimieren. Ich habe daraufhin ein bisschen recherchiert und kann mich nur wundern, womit sich die Wissenschaft mancherorts beschäftigt. Mit Ferkeln, die Omega-3-Fettsäuren produzieren, zum Beispiel. Wofür man als Schwein so alles herhalten muss. Drei von sechs Schweinen haben sich denn auch stur geweigert, das zusätzlich in ihr Erbgut geschmuggelte Gen zur Fettsäureproduktion zu nutzen.

Oder Äpfel, deren Kaloriengehalt um die Hälfte reduziert ist! Darauf hat die Menschheit gewartet. Man hat eigens den Stoffwechsel der Apfelbäume mit gentechnischen Mitteln so verändert, dass in den Früchten statt dem üblicherweise gebildeten Fruchtzucker der kalorienärmere Zuckeraustauschstoff Sorbit eingelagert wird. Weil Äpfel auch so horrend viele Kalorien haben. 50 kcal pro 100 Gramm, um genau zu sein. 100 Gramm Vollmilchschokolade haben mehr als 500 Kalorien.

Regelrecht erschreckt hat mich eine amerikanische Studie, bei der durch ausgetüftelte Fragen und manipulierte Computeranalysen gezielt falsche Erinnerungen in den Köpfen der Probanden erzeugt wurden – mit dem Ergebnis, dass viele der Teilnehmer anschließend fest glaubten, in der Kindheit durch ein Erdbeereis schwerst krank geworden zu sein. Sie haben diese Eissorte daraufhin gemieden.

Die Idee, einem dicken Menschen durch neue Einsicht einst vielleicht die Lust auf Fettes nehmen zu können, mag ja lobenswert sein, die Wahl der Mittel macht mir Angst. Es muss doch nicht gleich Gehirnwäsche sein. Gut, dass nicht alles so einfach ist wie es manche Forscher gerne hätten. Es stellte sich heraus, dass die Wissenschaftler mit ihrer Methode Probleme hatten, wenn sie ihren Probanden die Lust auf Schokoladenkekse verderben wollten. Schließlich gaben sie zu, dass es am leichtesten sei, Aversionen gegen neuere oder völlig unbekannte Gerichte zu wecken. Da hätten sie sich Forschungsgelder sparen können. Ein Anruf bei meinem Opa hätte genügt, der hat schon immer gewusst: Was der Bauer nicht kennt, das frisst er nicht.

Was Michael meinte, nennt sich Nutrigenomik, hat mir Friederike erklärt. Ein Spezialgebiet der Wissenschaft, in dem man den Einfluss erforscht, den die Ernährung im Zusammenspiel mit dem genetischen Profil auf die Gesundheit hat. Für viele chronische Erkrankungen wurden bereits Gene lokalisiert, die mit einem Erkrankungsrisiko in Verbindung gebracht werden. Ein Gencheck kann demnach Auskunft über das individuelle Krankheitsrisiko geben. Allgemeine Ernährungsempfehlungen stellen Nutrigenomiker jedoch infrage. Aber es wird fleißig geforscht und schon überlegt man, ob bewiesen oder nicht, mittels Genanalysen Ernährungsempfehlungen zu personalisieren. In Amerika und Kanada floriert das Geschäft mit Gentests bereits und selbstverständlich haben sich auch deutsche Unternehmen schon Anteile für den lukrativen Zukunftsmarkt gesichert.

Total Body Monitoring, meint Michael, sei bald der Trend. Ein Werber, ein Schlagwort, ein Trend. Aber es gehört zu Michaels Job ständig begeistert zu sein. Ich persönlich kann auf totale Kontrolle gut verzichten. Was soll das bringen? Um meine Gene komme ich nicht herum, das weiß ich spätestens seit Mexiko, aber ich werde mich nicht auf meine Erbfaktoren reduzieren lassen. Mir reicht schon die unfaire Fettverteilung.

Gesunde Ernährung ist „in".

Haben Sie einen modernen Lebensstil? Auch, wenn es um das Essen geht? Halten Sie sich an diese in-und-out-Liste, damit Sie in puncto Ernährung und Gesundheit auch in den kommenden Jahren rundum „in" bleiben und eine „gute Figur" machen:

in

- maßvolle, ausgewogene und bewusste Auswahl von Lebensmitteln
- Genuss ohne Reue
- verantwortungsvoller Umgang mit Lebensmitteln und der eigenen Ernährung
- schmackhafte und schonende Zubereitung
- Bewegung
- Lachen (sorgt für Glücksgefühle und ist sogar gut fürs Herz)
- Entspannung
- soziale Kontakte

out

- maßloses Essen
- einseitige Auswahl von Lebensmitteln
- Bewegungsmangel
- freudloser Umgang mit Lebensmitteln
- Essen „nebenbei"
- Stress

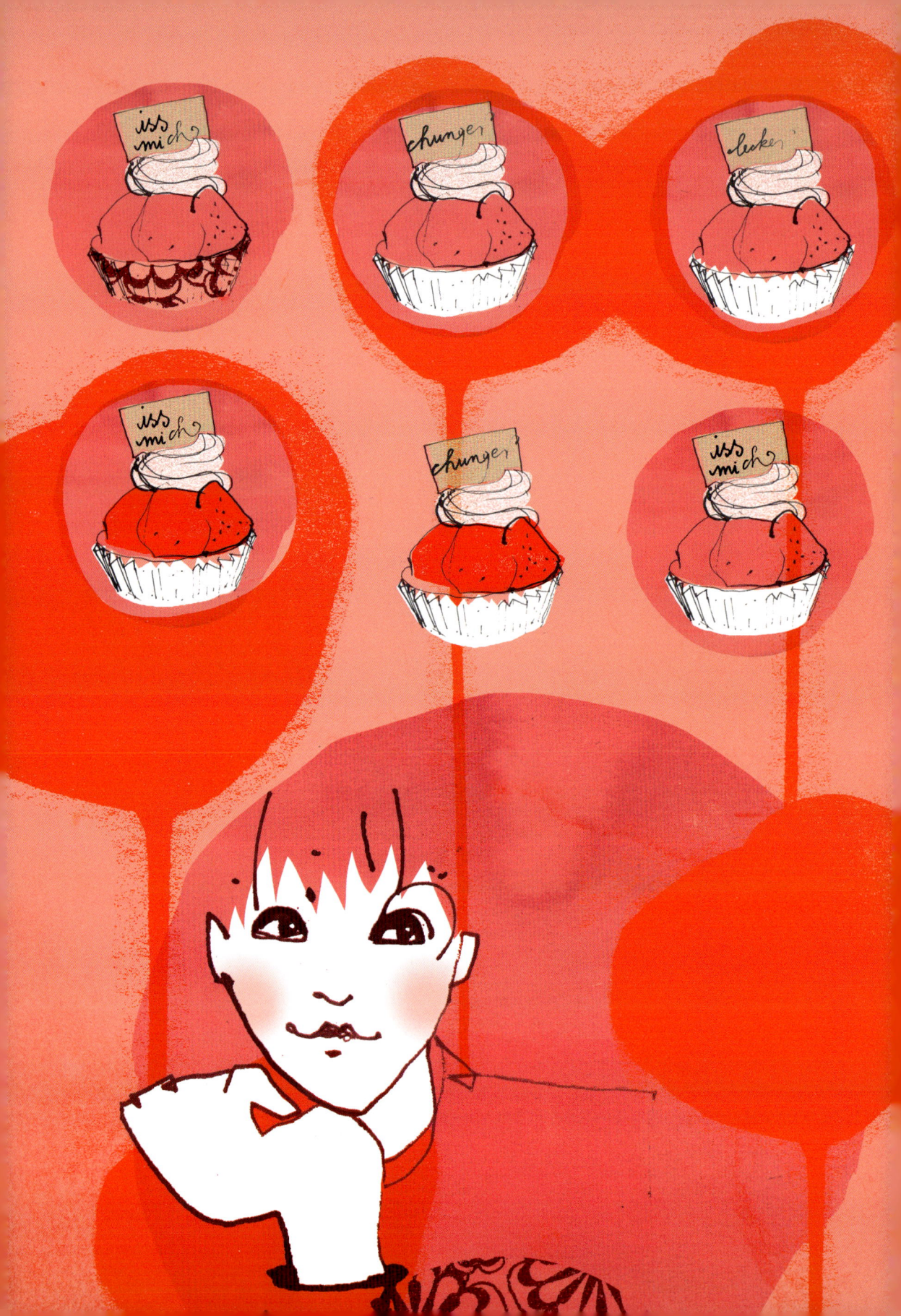

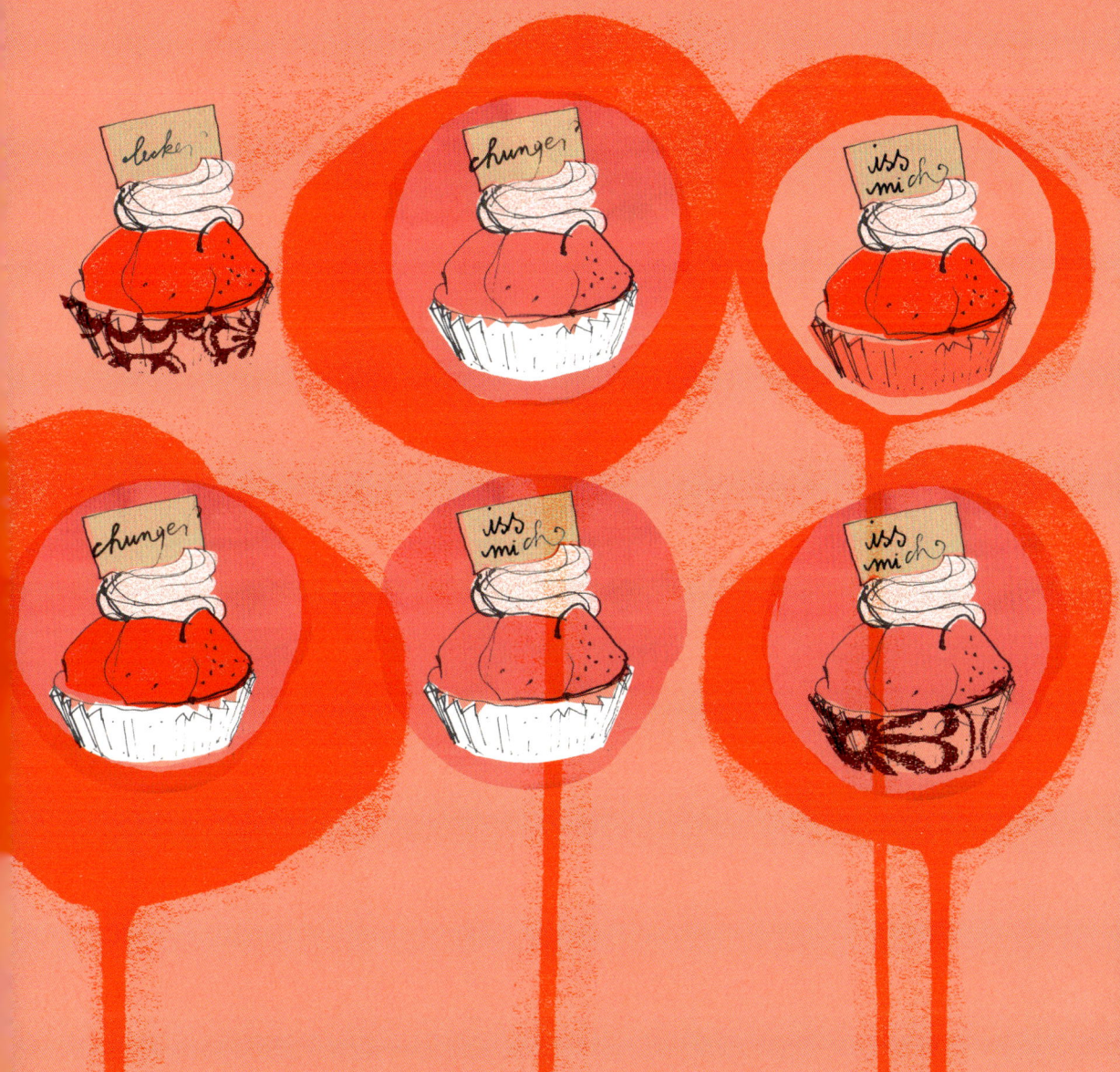

Engagierte Bodyguards

„Männer-Gene sind anders", hat ein Kollege in der Stiftung neulich zu mir gesagt und bösartig gegrinst. Tatsächlich haben Frauen genetisch bedingt mehr Fettzellen als Männer, durchschnittlich etwa zehn Prozent. Der prozentuale Fettanteil junger Frauen ist fast doppelt so hoch wie der von Männern. Ich habe mich durch diverse Fachbücher gewühlt, um das herauszufinden.

Wir sind geradezu prädestiniert, Reserven für Notzeiten in unseren Fettzellen einzuspeichern, weil das früher überlebenswichtig war und auch heute noch wichtig ist, zum Beispiel, wenn wir in der Schwangerschaft für zwei sorgen müssen. Schwangere Frauen legen 1,5 bis 3,5 Kilogramm Depotfett an und nehmen durchschnittlich 12,5 Kilogramm zu. Das Körpergewicht eines 70 Kilogramm schweren männlichen Erwachsenen beinhaltet etwa 11 bis 12 Kilogramm Fett, 12 Kilogramm Proteine, 0,5 Kilogramm Kohlenhydrate, 4 Kilogramm anderes wie Mineralien und dazu noch ganze 42 Kilogramm Wasser. Wer sich zu Weihnachten einen Traummann backen will, kennt jetzt die Zutaten, der Rest ist Philosophie.

Der Fettanteil von Männern und Frauen ist neben der genetischen Veranlagung natürlich abhängig von der Größe, dem Gewicht, dem Lebensstil, Extremsituationen wie Krankheit und von der Ernährung. Bis zum 85. Lebensjahr nimmt der Körperfettgehalt bei Frauen etwas weniger zu als bei Männern. Gleichzeitig reduziert sich das Gesamtkörperwasser von etwa 60 auf 45 bis 50 Prozent des Körpergewichts und es kommt zu einer Abnahme der fettfreien Körpermasse.

Wie schauerlich! Ich bin erst 32 und mein Körperfett nimmt zu, bis ich eines Tages steif im Sessel sitze, weil meine Muskeln und meine Knochen sich schon lange aus dem aktiven Leben verabschiedet haben. Wie machen die quietschfidelen über 80-Jährigen das? Einen davon habe ich gerade wieder im Fernsehen gesehen. Schlohweißes Haar, aber aus fröhlicher Brust lauthals ein brüchiges Liedchen geschmettert. Ganz schön lebenslustig, finde ich. Vielleicht ist das das Geheimnis.

Männer haben aber nicht nur einen geringeren Fettanteil, sondern auch mehr Muskulatur und die verbraucht mehr Energie. Ich finde das ungerecht, zumal viele Männer sich nachweislich schlechter ernähren als Frauen.

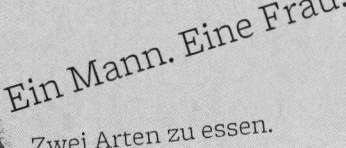

Ein Mann. Eine Frau.

Zwei Arten zu essen.

Frauen ...

- haben an ihre Ernährung einen gesünderen Anspruch als Männer.
- konsumieren Functional Food häufiger und regelmäßiger als Männer.
- ernähren sich kalorienbewusster als Männer.
- beschreiben ihren Ernährungsstil als mediterran, abwechslungsreich, vegetarisch, frischeorientiert.
- stufen ihr Wohlbefinden eher als hoch ein.
- essen unregelmäßig außer Haus; wenn, dann gerne ein Brötchen vom Bäcker.

Männer ...

- beschreiben ihren Ernährungsstil als preiswert, experimentierfreudig, an Lieblingsspeisen orientiert, schnell, sättigungsorientiert, ungesund und alltagsabhängig. Sie mögen sehr gerne gebratene Speisen.
- **stufen ihr Wohlbefinden sowie den Gesundheitsgrad ihres Ernährungsstils tendenziell eher im mittleren Bereich ein.**
- nutzen beim Kochen häufiger Fertiggerichte.
- essen regelmäßiger außer Haus, auch gerne komplette Mahlzeiten oder Fast Food.

Trotz des genetischen Vorteils gibt es beim männlichen Geschlecht schwergewichtige Exemplare. Es tröstet mich, dass wenigstens die Fettzelle keinen Unterschied macht. Was nicht an Energie verbraucht wird, wird gespeichert, ob wir tatsächlich in Not geraten, ist der Fettzelle egal. Lebt sie dazu noch in einem guten Futterverwerter, ist große Vorsicht geboten, wenn Pralinen aus ihrem Schachtelgefängnis um Hilfe wimmern.

Meine Fettzellen schlemmen paradiesisch, mein Körper ist ständigen Versuchungen ausgesetzt. Und immer gibt es Neues zu entdecken! Zuckerfreie Schaumküsse zum Beispiel. Friederike hat fast mitleidig gelächelt, als sie mich damit gesehen hat. Oder Nashi. Das Obst mit dem hübschen Namen habe ich letztens in der irrigen Annahme gekauft, es sei ein Apfel. Ich hätte stutzig werden müssen – Äpfel zwischen Litschis und Papayas, da müsste der Einsortierer im Supermarkt schon recht verwirrt gewesen sein. Der Preis war allemal exotisch: 80 Cent für einen Apfel ist doch ein bisschen viel. Ich habe es erst in der Bahn gemerkt, als mir der Kassenbon aus der Jackentasche gefallen ist. Als ich dann in diesen vermeintlichen König der Äpfel hineingebissen habe, war ich überrascht. Der Geschmack war unbekannt, irgendwie eigenartig, aber nicht schlecht. Friederike hat mich später aufgeklärt, dass Nashi eine japanische Birnenart ist. Eine Birne, die als Apfel daherkommt – die Welt der Nahrungsmittel ist voller Geheimnisse. Und allein aufs Auge ist wohl doch nicht immer Verlass.

KONTROLLPUNKT GEHIRN: KEINE CHANCE FÜR BLENDER

Wenn wir einen Apfel sehen, haben wir bestimmte Erwartungen an seinen Geruch und Geschmack. Diese Informationen sind in unserem Gehirn gespeichert und beruhen auf den Erfahrungen unserer Sinnesorgane im Zusammenhang mit Äpfeln. Entsprechen der Geruch, der Geschmack und die Konsistenz beim Verzehr nicht den Erfahrungen, irritiert uns das. Der neu erfahrene Geschmack wird im Gehirn abgespeichert und erweitert die Sammlung unserer Sinneseindrücke.

WENN ES UMS ESSEN GEHT, WIRKEN EINE MENGE EINFLÜSSE AUF UNS MENSCHEN EIN. Ich rieche, schmecke, ach was, ich sehe ein Erdbeertörtchen nur an und schon funkt alles an Nervensignalen los, was mein Organismus mobilisieren kann. Mir läuft das Wasser im Mund zusammen, mein Lustzentrum vermeldet, dass ich mir jetzt sofort genau das gönnen muss und mein Gehirn schlägt Cappuccino statt Kaffee zum Törtchen vor, während es zeitgleich beginnt, die sehr anstrengende Diskussion über Vor- und Nachteile von Sahnehäubchen zu führen. Ehe ich mich versehe, habe ich bestellt, sitze am Fensterplatz des Bistros und beschäftige bereits die Verdauungsenzyme in meinem Mund, während das Insulin versucht meinen ansteigenden Blutzuckerspiegel zu regulieren und meine Fettzellen dickbackig entspannen, weil die Zeit des langen Hungers doch noch nicht gekommen ist. **So ist das, alles nervlich bedingt und hormongesteuert.** Na ja, nicht ganz. Man hat auch so seine Gewohnheiten und wird nicht nur von der Innenwelt beeinflusst, man lebt auch in Gesellschaft. Kein Wunder, dass ich ins Trudeln komme, wenn es um mein ureigenes Essbedürfnis geht. Ich möchte nicht wissen, wie oft ich die Hilferufe meines Körpers schon überhört habe. Dabei arbeitet der nonstop. Rund um die Uhr ist er in Aktion, gibt Signale, atmet verlässlich, verdaut und verwertet meine Nahrung, repariert Verletzungen, bekämpft Eindringlinge, kümmert sich um meinen Bauch, mein Herz und meistens auch um meinen Verstand. Er macht das Beste aus dem, was ich ihm gebe, und er verfügt über ein ausgeklügeltes System, Lebensmittel und Getränke in Energie umzuwandeln.

Ein chemisch-physikalisch-biologisch beseeltes Kraftwerk, das die Nahrung in kleine Untereinheiten, Kohlenhydrate, Fett und Eiweiß aufspaltet und daraus Energie zieht. Ganz und gar eigen- und umweltverträglich, wenn man von gelegentlichen Winden absieht. Insgesamt ein hoch funktionales System mit einer kleinen Schwachstelle, wie ich finde. Aus 100 Gramm Fett zieht der Körper mehr Energie als aus 100 Gramm Kohlenhydraten oder 100 Gramm Eiweiß. Ich verzeihe ihm das, weil er es schließlich gut mit mir meint. Andere Bestandteile des Essens wie Vitamine und Mineralstoffe, die mir keine Energie liefern, werden genutzt, um wichtige Funktionen aufrechtzuerhalten.

Schlank im Schlaf?

Wer schlank bleiben möchte, sollte ausreichend und gut schlafen. Im Schlaf schüttet unser Körper das Hormon Leptin aus. Leptin unterdrückt das Hungergefühl. So kann der Mensch nachts zwölf und mehr Stunden ohne Essen auskommen – tagsüber fast undenkbar. Dabei ist der Energieverbrauch nachts nur unwesentlich geringer als am Tage. Wird der Schlaf aber unterbrochen oder brechen wir aus dem gewohnten Rhythmus aus, zum Beispiel durch Schichtarbeit, kehrt der Hunger zurück. Häufig kompensieren Menschen mit Schlafstörungen deshalb ihr Unwohlsein mit dem Gang zum Kühlschrank. Essen in der Nacht kann jedoch die „innere Uhr" durcheinander bringen und führt langfristig zu Verdauungs- und Schlafproblemen. Allerdings: Einfach viel schlafen und hoffen, dass man dabei wunderbar abnimmt, das wird nicht gelingen, wenn das Verhältnis von Ernährung und Bewegung nicht aufeinander abgestimmt ist.

IMMERZU VERBRAUCHE ICH ENERGIE, SELBST IM SCHLAF. Trotzdem habe ich zugenommen. Irgendein Erdbeertörtchen muss meine Energiebilanz aus dem Gleichgewicht gebracht haben.

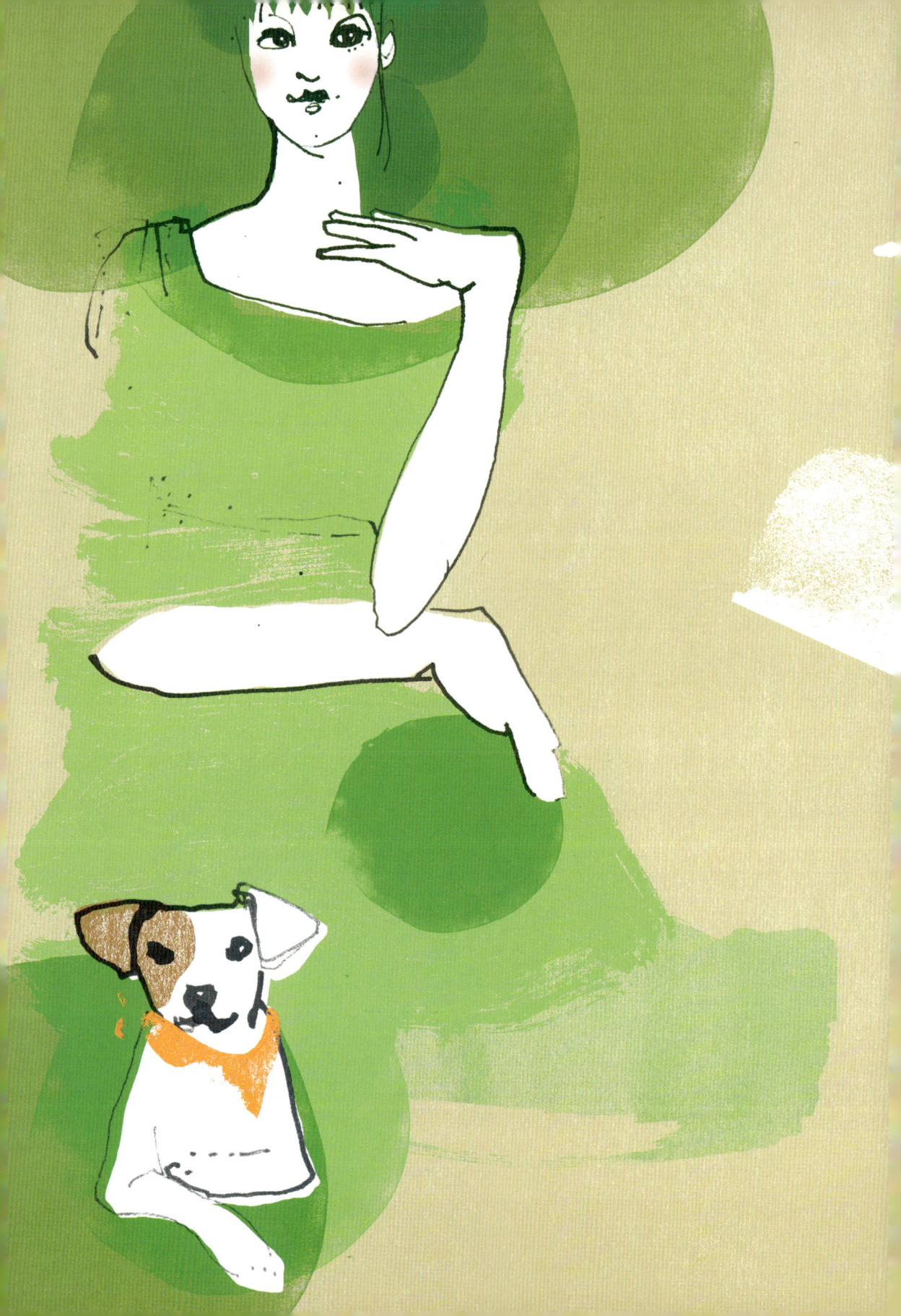

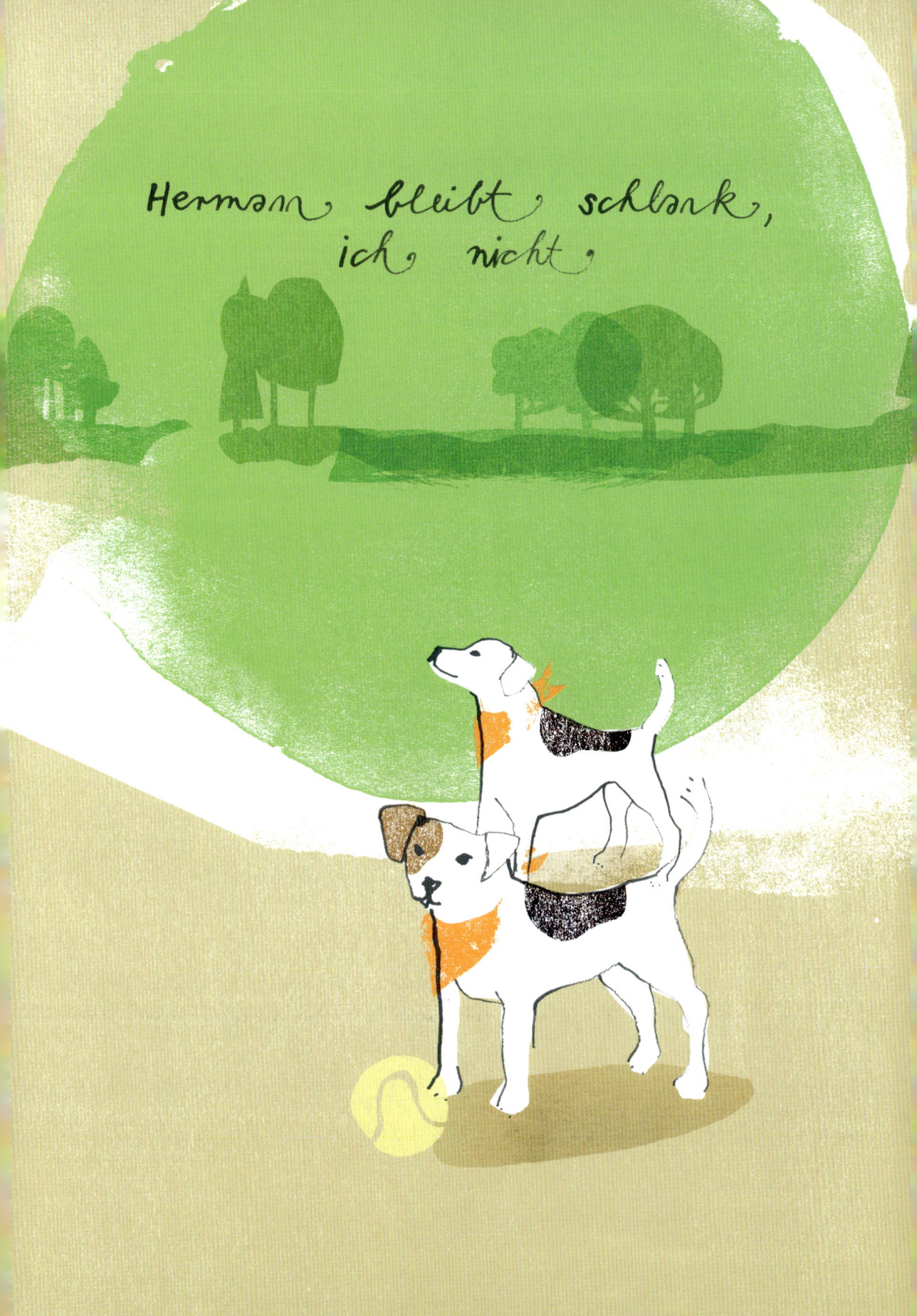

Hermann bleibt schlank,
ich nicht.

Betrachte ich unsere jeweilige Energiebilanz, ist es kein Wunder, dass Hermann trotz der Unmengen, die er frisst, nicht mopsig wird. Was uns unterscheidet, ist unser Grund- und Leistungsumsatz. Während Hermann hyperaktiv durch die Landschaft fegt, bis zum Sonnenuntergang in Mäuselöchern buddelt und nicht müde wird, halbe Bäume aus dem Wald zu zerren, liege ich im Gras und träume von der Kleidergröße 38, die sich am letzten Weihnachtsfeiertag aus meinem Kleiderschrank verabschiedet hat und seitdem in einem alten Seemannskoffer beleidigt Falten wirft.

Propper hat Michael mich vor nicht allzu langer Zeit genannt. Das ist nicht nur arglos unbedacht, sondern gänzlich unverschämt von ihm gewesen, und es spielt auch überhaupt keine Rolle, dass er recht hatte. In der darauffolgenden Woche hatte ich keinen Tag Zeit für ihn und als wir uns wiedergesehen haben, konnte ich nicht anders, als gleich nach der Begrüßung ein schwarzes Haar von seiner Schulter zu wischen, während ich liebevoll auf seinen Haaransatz blickte und bemerkte: „Du erinnerst mich ein bisschen an meinen Paps. Diese kleinen Geheimratsecken. Ganz harmlos erst und kaum fünf Jahre später hatte er einen schlimmen Sonnenbrand auf der Schädeldecke. Seitdem trägt er immer dieses putzige Hütchen aus Hasenhaar."

Selbstbild. Fremdbild.
Wer malt unsere Wirklichkeit?

Wie wir unseren Körper wahrnehmen, hat mit gesellschaftlichen, kulturellen und natürlichen Einflüssen zu tun:

Kindern im Alter von 5 bis 8 Jahren hatte man eine Barbiepuppe gezeigt. Sie waren danach laut einer Befragung mit ihrem eigenen Körper unzufriedener als andere Kinder, die Puppenbilder mit natürlichen Proportionen als Vergleich hatten. Aspekte wie Selbstbewusstsein, Zufriedenheit, Beziehungen und Freundschaften und die soziale Zugehörigkeit gehören unbedingt zu einem Menschen, der sich wirklich „gesund" fühlt.

Bei einer Studie mit schwarzen und weißen College-Studentinnen in den USA zeigten sich die schwarzen Frauen zufriedener mit ihrem Körper. Im Durchschnitt hatten sie aber ein höheres Körpergewicht. Ebenso war bei ihnen das Gewicht weniger zentral für die Einschätzung der eigenen Attraktivität.

Michael hat mich förmlich aus dem Weg gestoßen, um schnell vor meinen Flurspiegel zu springen. „Findest du wirklich, dass ich Geheimratsecken habe?"

„Ja, aber nur winzig kleine. Trotzdem würde ich an deiner Stelle weniger fönen und beim Kämmen nicht so sehr an den Haaren reißen."

„Wie alt ist dein Vater gewesen, als ihm die Haare ausge-fallen sind?"

„Ich glaube Anfang 40."
„Verdammt!"

Der Abend war zwar gelaufen, aber mir ging es richtig gut. Seit-her steht in Michaels Badezimmer ein sündhaft teures Haarwasser, das die Durchblutung anregen und das Haar schon in der Wurzel stärken soll. Ich freue mich jedes Mal, wenn ich die grüne Flasche sehe, auch wenn Tanja meinte, ich sei gemein und schrecklich unreif. Mag ja sein, dass sie recht hat, die trübsinnige Träne. Aber Michael hat angefangen. Und wenn er sich noch einmal zu einer taktlosen Bemerkung hinreißen lässt, schenke ich ihm einen Sonnenhut, prophylaktisch für den nächsten Sommer, und eine wasserdichte Badekappe fürs Meer, damit das Salzwasser seine noch verbliebenen Haar-wurzeln nicht zu sehr angreift.

Wie schön, dass es mit der Energiebilanz anders ist als mit dem Haarausfall. Die Bilanz lässt sich jederzeit steuern. Man muss nicht mehr tun, als dem Körper nur so viel Energie in Form von Nahrung zuzuführen wie er verbraucht, oder eben so viel Energie zu verbrauchen, wie man dem Körper zugeführt hat. Die schwersten Din-ge klingen immer genial einfach, nicht wahr? Iss so viel du brauchst oder verbrauche so viel du isst. Hermann ist da fein raus. Er hat es einfach drauf. Erst gestern wieder ist er aus dem Stand knapp einen Meter siebzig hoch gesprungen. Es ist seine aufdringliche Art Augen-kontakt mit mir aufzunehmen, wenn er sich zu wenig beachtet fühlt. Er kann das mehrmals hintereinander. Zwischendurch dreht er auf den Hinterbeinen grazile Pirouetten oder er macht Drei-Meter-Sätze, haarscharf an meinem Bauch vorbei direkt auf die Couch.

Wenn das alles nichts hilft, geht er beleidigt zu seinem Napf, schaut mich vorwurfsvoll an und frisst demonstrativ und geräuschvoll sein Energiefutter. Und noch während ich darüber nachdenke, wie sich meine weichen Oberarme wieder in gefestigte Formen bringen lassen, schlabbert er so lange Wasser, bis er wie eine Dogge rülpsen kann. Er macht das extra, da bin ich sicher. Hermann ist ein intelligentes Tier.

Weil überall von **Energiebedarf und Bilanzen** die Rede ist, habe ich eben einmal meinen Gesamtenergiebedarf berechnet. Es kann ja nicht schaden, wenn man das weiß. DER GESAMTENERGIEBEDARF ERGIBT SICH AUS DEM GRUNDUMSATZ IN ABHÄNGIGKEIT VON ALTER, GEWICHT UND GESCHLECHT SOWIE DER KÖRPERLICHEN AKTIVITÄT.

Bei mir kommt ein Energiebedarf von knapp **2.200 Kalorien pro Tag** heraus. Ohne Sport.

Mein Cousin Konrad, 30 Jahre alt und Stahlarbeiter im Dreischichtbetrieb, der sich in seiner Freizeit ein eigenes Haus baut und anschließend völlig erschöpft ins Bett fällt, um nach fünf Stunden wieder aufzustehen, verbraucht täglich fast doppelt so viel Energie wie ich. Ich bin durchaus neidisch auf ihn, was seinen Kalorienverbrauch betrifft, aber so kompromissbereit bin ich doch nicht, mir einen Job zu suchen, bei dem ich unglamouröse Plastikhelme und Hängehintern-Overalls tragen muss.

Wenn ich die Berechnung für meine 69-Jährige, viel zu dicke *Tante Erna* anstelle, die nur aus dem Bett steigt, um gleich wieder in ihren Fernsehsessel zu sinken, käme ich auf einen täglichen Gesamtenergiebedarf von gerade einmal **1.600 kcal.** Ich denke, ihr größtes Problem ist, dass ihr ein vernünftiger Essrhythmus fehlt. Stattdessen isst sie mehr oder weniger ständig, ohne dass es ihr so richtig auffällt.

Tante Ernas Lieblingssatz ist ja: „Ich nehme einfach nicht ab, dabei esse ich wie ein Vögelchen!" Dass Vögelchen jeden Mittag Kuchen und abends Kloß mit Soß' essen, ist mir neu, aber wenn sie es täten, wäre es kein Problem, denn Vögelchen bewegen sich einfach mehr als *Tante Erna.* Sie stehen auch nicht mitten in der Nacht auf, um den Hängeschrank mit den Süßigkeiten zu plündern.

Voller Magen – schlechter Schlaf

Leben Menschen über einen längeren Zeitraum allein und ohne äußere Reize wie beispielsweise Tageslicht, dann stellt sich die „innere Uhr" relativ bald auf circa 25 Stunden ein. Alle Körperrhythmen (schlafen, wachen, Hormonausschüttung usw.) laufen in diesem 25-Stunden-Takt ab.

Nun lebt aber niemand in völliger Abgeschiedenheit. Äußere Reize eichen unsere „innere Uhr" auf 24 Stunden. Der wichtigste von ihnen ist das Tageslicht. Aber auch regelmäßige Mahlzeiten stellen unseren Rhythmus auf 24 Stunden ein. Alle 4 bis 5 Stunden werden Menschen hungrig – jedoch nur in der Wachphase und nicht im Schlaf.

Um tief und erholsam schlafen zu können, muss die letzte Mahlzeit, die wir vor dem Zubettgehen gegessen haben, bereits den Magen verlassen haben. Das bedeutet, die letzte Mahlzeit sollte spätestens drei Stunden vor dem Zubettgehen gegessen werden. Nur dann schüttet der Körper Hormone aus, die den Appetit im Schlaf unterdrücken und für eine notwendige Verdauung der Nahrung sorgen.

Würde *Tante Erna* ihren Energieverbrauch an ihre Ernährung anpassen oder umgekehrt, wäre sie nicht so dick wie sie ist und ihre Arthrose wäre sicher nicht so weit fortgeschritten. Möglicherweise hätte sie sogar noch ihre Original-Hüftgelenke. Aber das will sie nicht hören und meinen Vorschlag, sie solle regelmäßig schwimmen gehen, weil das sowohl ihrem Körperumfang als auch ihren Gelenken zugute käme, hat sie entsetzt von sich gewiesen. Unmöglich könne sie sich in einem Badeanzug Größe 58 der Öffentlichkeit präsentieren. Auch ihre empfindlichen Augen, die auf Chlor tränenreich reagieren, vergaß sie nicht zu erwähnen und schließlich musste sogar Elli Schnabel, die Nachbarin, herhalten, deren Haartönung im Hallenbad angeblich von Lila ins giftig Grüne gewechselt ist. Für das finale Totschlagargument zitierte *Tante Erna* wie immer ihren Doktor: „Der Doktor hat gemeint, ich soll nur auf sicheren Böden laufen, weißt du, wegen meiner Kniearthrose. Und im Schwimmbad ist es doch immer so nass und rutschig." Was will man da noch sagen?

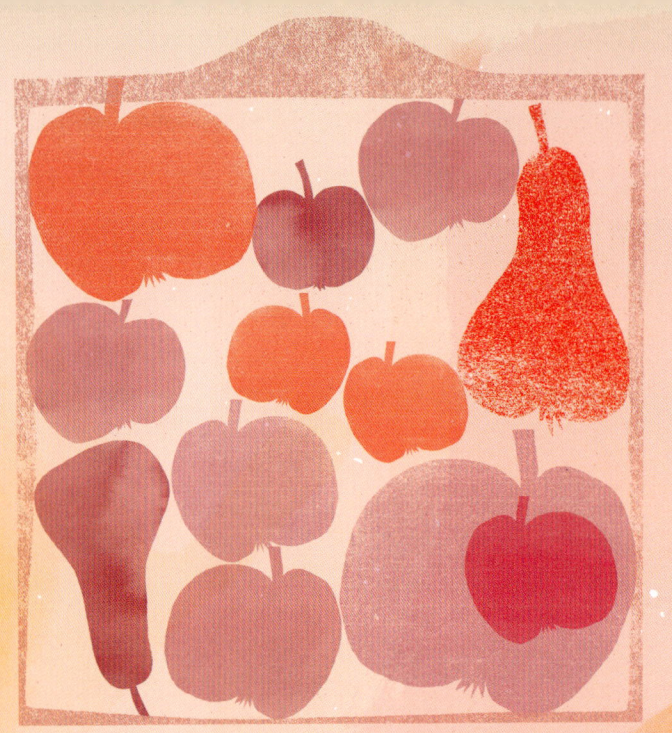

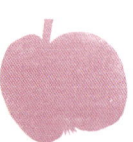

Die Last mit der Last

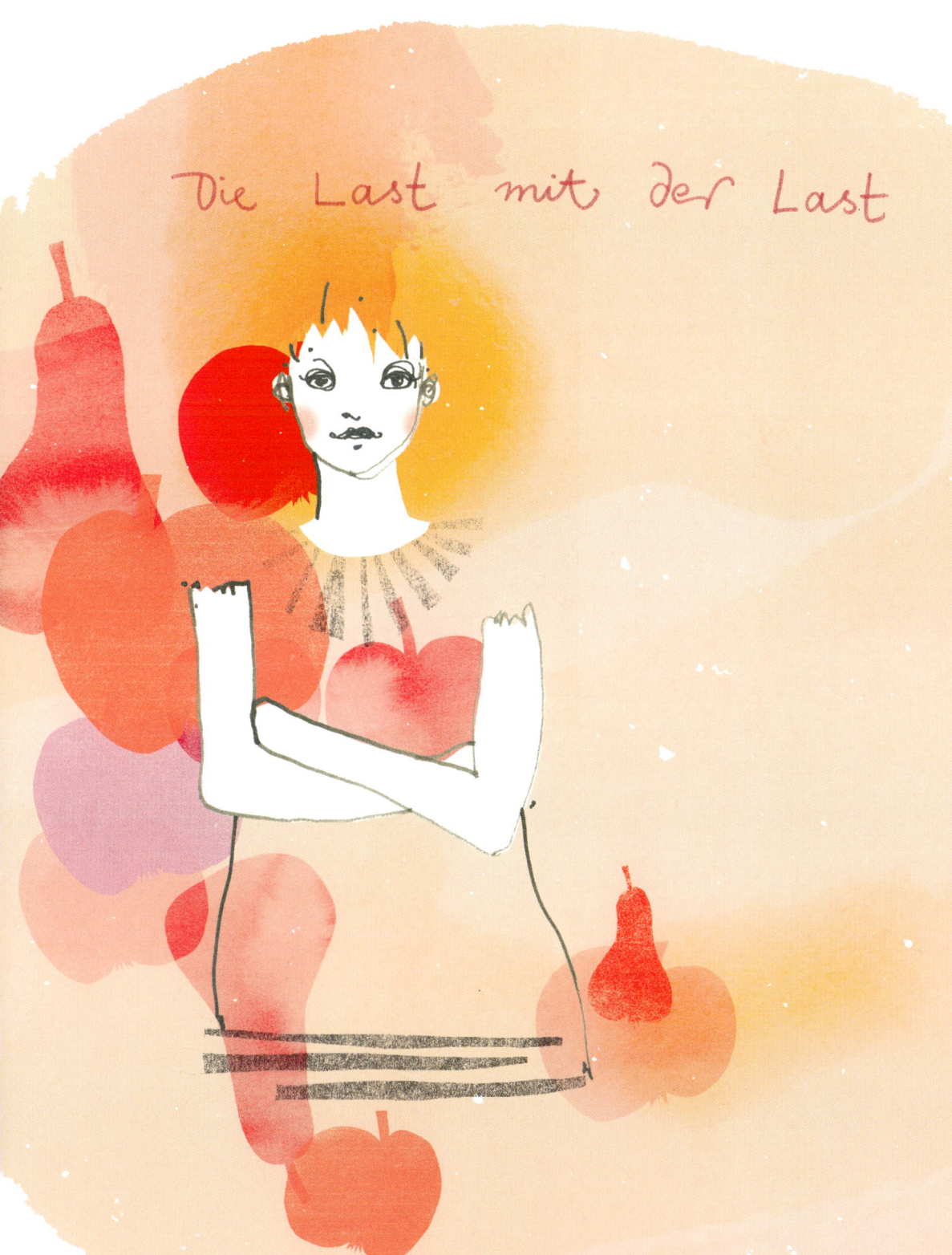

Jedenfalls bereichert Tante Erna die Statistik. Die Zahl der stark Übergewichtigen hat sich in vielen europäischen Ländern seit den 1980er-Jahren verdreifacht, berichtet die Weltgesundheitsorganisation (WHO). Adipositas nennt der Fachmann das starke Übergewicht, sie beginnt ab einem BMI von 30. In Europa sind 400 Millionen Erwachsene übergewichtig, etwa 130 Millionen sind stark übergewichtig, also adipös. Bis zum Jahr 2010 soll diese Zahl Schätzungen zufolge auf 150 Millionen steigen.

Kein Wunder, dass überall die Sanitäter in den Bäumen hängen und Klimmzüge machen, um den Bizeps zu stärken. Neuerdings arbeiten sie eng mit Kranführern der FEUERWEHR zusammen, weil immer mehr kranke Menschen auf abenteuerliche Weise über stählerne Winden aus luftiger Hochhaushöhe herabgelassen werden müssen. Manche von ihnen waren seit Jahren füllebedingt in ihrer Wohnung eingesperrt, weil sie Wege, die über fünf Meter bis zur Toilette hinausführten, nicht mehr bewältigen konnten. So etwas höre ich in letzter Zeit oft. Laut WHO ist die Anzahl der stark Übergewichtigen in Amerika zwischen 1991 und 2004 stark angestiegen und liegt in neun Staaten bereits über 25 Prozent. In Deutschland hätten rund 14 Prozent der Männer und etwa 12 Prozent der Frauen Adipositas. Auch bei Kindern und Jugendlichen tritt starkes Übergewicht immer häufiger auf. Und die Zahl der Betroffenen nimmt zu und zu. Welches Organ unter einer Seelöwen-Speckschicht erkrankt sei, bliebe dem Ratetalent des Arztes überlassen, hat ein Doktor im Radio gesagt, Ultraschall dringe einfach nicht mehr durch. Auch die gängigen OP-Tische seien nur auf eine bestimmte Zentnerzahl ausgelegt, deshalb müsse man sehr schwergewichtige Patienten extern operieren. Wie machen die Chirurgen das, ob sie diese kleinen Haushaltsleitern besteigen, um von oben das weitläufige Operationsgebiet überblicken zu können?

Dr. Wolke hat mir beim letzten Tierarztbesuch erzählt, dass es auch viele adipöse Hunde gibt. Allerdings seien die nicht selbst daran schuld und leider sei nun mal nicht jeder Hund so bewegungsfreudig wie Hermann. Kürzlich wäre doch tatsächlich ein Dackel zur Behandlung getragen worden, dessen Beine waagerecht vom Körper abgestanden hätten, weil der massige Bauch dazwischen größer als der ganze Hund gewesen ist. Dr. Wolke hat schon Bernhardiner mit doppeltem Doppelkinn gesehen und Schnauzer mit Bauchschürze, die im Rollwagen kommen. **Er überlegt nun, ob er sich auf Schönheitsoperationen in der Kleintierpraxis verlegen soll. Lidstraffungen seien schon jetzt sehr gefragt und es könne nicht mehr lange dauern, bis Fettabsaugungen und Hautlappenreduktionen bei Hunden zum neuen Renner würden.**

Weil Dr. Wolke gerade etwas Zeit hatte und extrem service-orientiert ist, haben wir im Anschluss an Hermanns Tollwutimpfung noch schnell seinen Body-Mass-Index berechnet. Das war schwierig, weil Hermann partout nicht aufrecht auf den Hinterbeinen stehen bleiben wollte, damit wir seine Körperlänge messen konnten. Deshalb hat Dr. Wolke ihn kurzerhand in die Luft gehoben und gerade gezogen, während ich Maß genommen habe. Im Nachhinein denke ich, dass sich Hermanns latente Abneigung gegen Dr. Wolke mit diesem Tag bleibend verstärkt hat. Aber: Wir kamen zu einem Ergebnis. Hermanns BMI ist 14. Ein Blick in die BMI-Tabelle für Menschen informierte uns darüber, dass Hermann so gut wie verhungert ist, was Dr. Wolke aber nur mit einem „Alles Quatsch" kommentiert hat.

Im Gegensatz zu Hermann habe ich mit meinen Fettzellen zu kämpfen. Die stecken unter einer Decke mit dieser inneren Stimme, die permanent stöhnt, sie hasse Gymnastik und schnelles Gehen und verführerisch flüstert, dass Schokolade entstresst und glücklich macht.

Die aktive Art sich zu entspannen: BEWEGUNG

Bei ausdauernder Bewegung werden Stresshormone effektiv abgebaut. Bei Teamsportarten lenkt die Konzentration auf den Spielablauf zudem von Alltagssorgen ab. Mittel- und langfristig verbessert sich durch Bewegung das emotionale Befinden.

Menschen, die sich regelmäßig bewegen, leiden weniger unter STRESS, ANGST UND DEPRESSIONEN. Die gute Nachricht lautet also: Sie brauchen kein Qi-Gong-Großmeister zu werden, um eine innere Gelassenheit zu erreichen.

Es ist nicht so, dass ich wirklich zu dick bin, zumindest nicht, wenn man den Body-Mass-Index zugrunde legt, aber mein Körper tendiert zu weichen Polstern an Stellen, an denen ich sie nicht mag. Oder anders ausgedrückt: Meine Taille sucht das Weite. Ich bin ein Apfeltyp, einer, der Fett im Bauchbereich anlagert. „Tendenziell stammspeckig", wie mein Hausarzt meinte. Der Mann lebt in Scheidung. Ich frage mich, wer so ein rohes Wesen überhaupt heiratet. Ich darf doch etwas Feingefühl erwarten, wenn ich schon in Problemzonen zerstückelt werde. Stammspeckig! Das sagt man vielleicht, wenn man jemanden beleidigen will.

Ich denke, ich werde den Arzt wechseln, auch wenn er in der Sache recht hat. Auf jeden Fall werde ich meiner Problemzone mehr Aufmerksamkeit schenken. Wenn mein stammbetontes Fett überhand nimmt, sehe ich irgendwann aus wie meine Turnlehrerin in der Grundschule, Frau Göttlich. Sie hatte in ihren schwarzen Gymnastikhosen Beine wie Spazierstöckchen und einen irritierend flachen Po. Auf ihren burschikosen Hüften saß ein massiger kugelrunder Fasskörper mit mächtigen Brüsten, die zu gefährlichen Spitzen gepresst in einem BH Marke „I really met Elvis" direkt unter ihrem vorgeschobenen Unterkiefer drohten. Wenn Sie dann auch noch um grazile Leichtigkeit bemüht in die Luft gehüpft ist und dabei geflötet hat: „Pferdchensprung, hop, hop, hop", wirkte das überaus bizarr.

Bauchfett soll viel gefährlicher sein als Fett an den Hüften, weil es aufgrund seiner Nähe zu den inneren Organen sehr stoffwechselaktiv ist und dort Hormone produziert werden, die man mit dem Risiko für Diabetes und Herz-Kreislauf-Erkrankungen in Verbindung bringt. Andererseits: Birnentypen sind auch nicht zu beneiden. Sie reichern Fett in der Körperperipherie an. Dann sitzt auf einem mächtigen Po mit gewaltigen Oberschenkeln ein überaus zierlicher Oberkörper, der nicht zum Rest der Gestalt passen will. Immerhin, das Risiko des Birnentyps ist geringer. Aus diesem Grund gilt es auch als aussagekräftiger, das Verhältnis zwischen Taille und Hüfte zu bestimmen, statt lediglich den BMI zu errechnen.

Im Internet habe ich einen Waist-to-Hip-Ratio-Rechner gefunden und gleich mein Taillen-Hüft-Verhältnis berechnet, mit unerfreulichem Ergebnis. Meine Hüften sind eindeutig zu schmal für meine Taille. Unglaublich, wie sehr so eine Formelrechnerei frustrieren kann. Da gibt man neugierig zwei Zahlen ein und fühlt sich hinterher wie ein Nilpferd, das im Zoo fett geworden ist, weil es nur noch ins Becken plumpsen, aber nicht mehr schwimmen darf. Ich mache das nicht mehr. Sollen sich doch andere verrückt rechnen.

Aber ich werde wohl doch mehr Sport treiben. Ich will nicht hungern müssen, also muss ich mich mehr bewegen. Allerdings: Spaß machen sollte es schon, wenn ich langfristig durchhalten will. Vielleicht entscheide ich mich auch für eine Kombination aus körperlicher Arbeit und sportlicher Bewegung. Ich könnte samstags zum Markt laufen, statt mit dem Auto zu fahren, so weit ist es ja nicht. Oder ich reiße endlich einmal die tief verwurzelten Disteln aus dem Garten meines Vermieters, die mich schon die ganze Zeit stören. Abends ein Stündchen Fahrrad fahren wäre auch keine schlechte Massnahme, auf jeden Fall besser als schnell laufen. Joggen ist wirklich nicht mein Ding. Ich war einmal mit Michael unterwegs und in der Folge zwei Wochen lang so depressiv, dass selbst Hannes gesagt hat, ich spinne. Aber Hannes hat auch nicht gesehen, wie ich fauchend durch den Wald gestapft bin. Nach nur zehn Minuten hatte ich einen gefährlich roten Kopf und mein Haar klebte triefnass an Stirn und Schläfen. Mein Pulsschlag ist so laut gewesen, dass jede Amsel im Umkreis von einem Kilometer ängstlich verstummt ist. Und dann musste ich mir auch noch die Kehrseite dieses unverschämt trainierten Kerls ansehen, der flankiert von Hermann vor mir hergehopst ist, als sei das alles nichts.

Doch ich bin selbst schuld – wenn man keine Kondition hat, darf man es nicht mit Profis aufnehmen. Friederike joggt auch und fragt mich zweimal die Woche, ob ich nicht Lust hätte, mit ihr zu laufen. Ich müsse nur ganz langsam anfangen, meint sie, eher schnell gehen und nur zwischendurch ein Minütchen joggen.

Ganz flott würde ich dann sehen, welche Fortschritte ich mache. Vielleicht lasse ich mich demnächst doch von ihr überreden und versuche es noch einmal, irgendwo auf dem platten Land, wo mich keiner sieht. Friederike ist nett und sie ist schlank, trotz ihrer Vorliebe für kleine Törtchen.

Also gut, ich nehme **Walken,** wie das Neudeutsch heißt, einmal mit auf meinen möglichen Maßnahmenzettel. Aber ohne „Nordic". Hermann hasst Menschen, die die ganze Zeit mit Skistöcken auf unbeschneitem Boden herumstampfen und damit seinen besinnlichen Spaziergang stören. **Vielleicht gehe ich auch regelmäßig schwimmen – und danach was Schönes essen.**

Auch Treppensteigen ist Sport.

Wussten Sie, dass Sport in den meisten Fällen nur einen geringen Teil unseres täglichen Energieverbrauchs ausmacht?

Die Bewegungen im Alltag wie das Treppensteigen oder die Hausarbeit haben großen Anteil am Energieverbrauch. Fensterputzen zum Beispiel fordert dem Körper einiges an Kalorien ab. Auch die Arbeit im Garten ist ein wunderbares Training. Allerdings können diese alltäglichen Arbeiten Sport nicht völlig ersetzen, denn Ausdauer und Kondition trainiert die Bewegung im Haus im Allgemeinen nicht. Es sei denn, Sie hätten täglich mehrfach 500 Treppenstufen am Stück zu bewältigen, um von der Schlossküche ins Turmzimmer zu gelangen.

Ganz ohne Sport geht es also nicht. Dabei ist es wichtig, den eigenen Rhythmus zu finden. Sowohl Dauer als auch Intensität und Häufigkeit der Bewegung müssen an Alter, Konstitution und bisherige Trainingsgewohnheiten angepasst sein. Auch der richtige Ausgleich zwischen Ruhe und Bewegung muss stimmen, sonst machen sich sehr schnell Stresssymptome bemerkbar. Und die schaden bekanntlich mehr, als dass sie nützen.

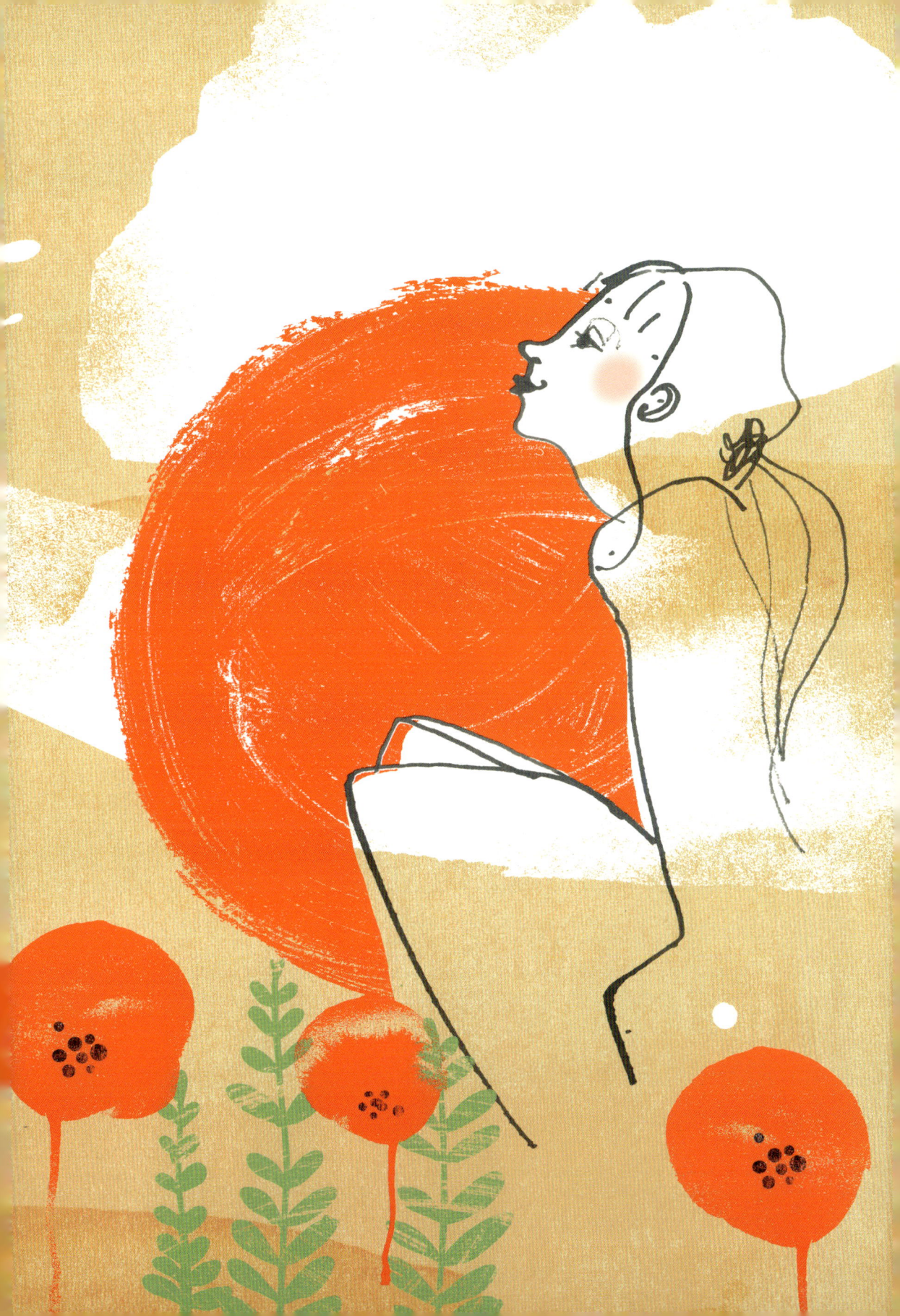

Was ich sicher nie mehr machen werde, ist eine dieser Ich-gönne-mir-nichts-Diäten. Ich kenne niemanden, der vom Hungern fit geworden ist. Dürr vielleicht, blass und krank, aber nicht fit. Was war ich schlecht gelaunt letztes Jahr, als ich diese Kohlsuppentortur auf mich genommen habe. Ganze vier Tage habe ich durchgehalten. Vier Tage ohne jeden Spaß. Vier Tage, an denen all meine Sozialkontakte auf der Kippe standen. Am fünften Tag, als ich mir mein Frühstückskohlwasser heiß gemacht hatte und mir schon von dem Geruch übel geworden ist, habe ich kurzerhand den Topf genommen und seinen Inhalt in der Toilette entsorgt. Aber statt mir nun glücklich ein leckeres Frühstück zu bereiten, war ich über mein Scheitern so frustriert gewesen, dass ich erst einmal eine Packung Puffreis mit Schokoladenüberzug in mich hineingestopft habe. Danach fühlt man sich dann unterirdisch schlecht, weil man so ein beschämend schwaches Fresstier ist, das es noch nicht einmal schafft, vierzehn Tage am Stück Kohlsuppe zu essen – wo andernorts auf der Welt so viele Menschen froh und dankbar wären, wenn sie überhaupt in den Luxus einer täglichen Suppenmahlzeit kommen könnten. Das tue ich mir nicht noch einmal an, da bewege ich mich lieber mehr.

DUMM NUR, DASS SPORT SO ANSTRENGEND IST. Allerdings finde ich die Vorstellung, dass sich meine Fettmasse in Muskelmasse umwandelt, grandios. Das hat etwas knackig-frisch Griffiges. Außerdem erzählen Ausdauersportler immer so viel von Glückshormonen, die freigesetzt werden, das müsste man wirklich mal ausprobieren. Was mich grundsätzlich an Diäten stört, ist diese Zwanghaftigkeit, das Essen von Dingen, die ich eigentlich nicht mag, und das auch noch nach Vorschrift.

Diät

Genau genommen stellt der Begriff Diät ja eine Bezeichnung für eine besondere medizinisch begründete Ernährung dar, die Menschen bekommen, wenn sie ernsthaft krank sind, bei Nahrungsmittelallergien zum Beispiel, nach einer Operation an den Nieren, der Leber oder bei Gicht. Mir geht's gut, adipös bin ich nicht und will es auch nicht werden, und meine tiefe Abneigung gegen die Kapernsauce meiner Mutter wird mir kein Arzt als Allergie gegen ein Nahrungsmittel auslegen.

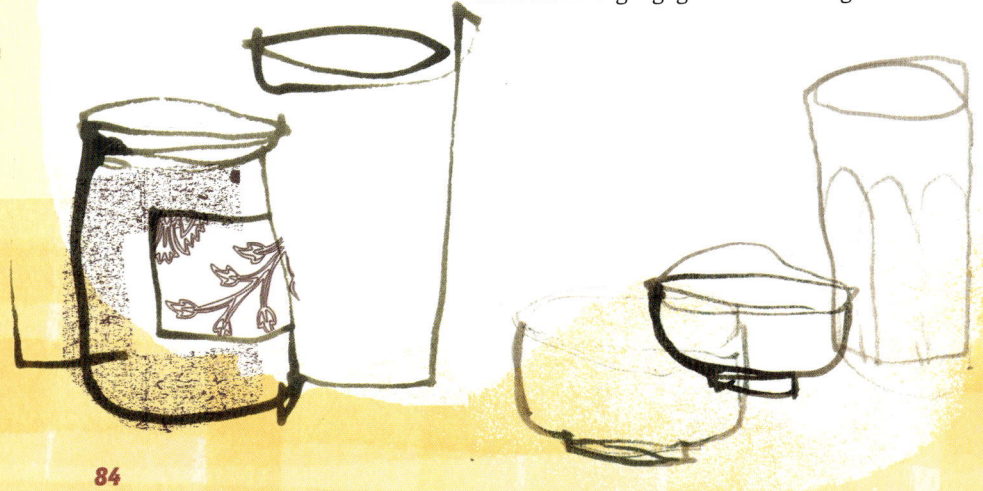

Zudem ist diäten oder fasten für mich kontraproduktiv. Das habe ich von einer Diätassistentin gelernt, die ich an dem Abend getroffen habe, an dem Hannes uns diesen Fliegenfisch serviert hat. Hannes hatte Heike kurz zuvor auf einem Weinseminar kennengelernt. Ich glaube, da läuft was, aber Hannes ziert sich noch ein wenig. Dabei ist Heike sehr nett. Wir haben uns den ganzen Abend über unsere Esssünden unterhalten, sie liebt Schokolade genauso wie ich. Ein bisschen sieht man es ihrer Hüfte auch an. Ich finde das sympathisch. Warum sollen nicht auch Ernährungsexperten ihre kleinen Schwächen haben? Nächste Woche bin ich mit ihr auf einen Kaffee verabredet. Bin mal gespannt, was die Ernährungsberaterin zu meiner Ernährung sagt. Sie will mir auf jeden Fall ein paar Tipps geben, mit denen ich ohne große Anstrengung im nächsten halben Jahr fast wie von selbst drei, vier Kilo abnehmen kann.

Meine Mutter und zwei ihrer Turnfreundinnen, Hedwig und Annemie, hatten kürzlich auch einen Termin bei einer Ernährungsberatung. Mutti und Hedwig sind nur mitgegangen, weil Annemie sich alleine nie getraut hätte. Auslöser war die Anprobe der Kostüme für die alljährliche Faschingsaufführung gewesen, bei der die Turnerfrauen traditionell ein Tänzchen zum Besten geben. Annemie hätte in dem Libellenkostüm mit Tüllrock ausgesehen wie ein aufgeblasenes Horrorinsekt, hat mir meine Mutter erzählt. Als sie dann bei der Generalprobe auch noch hingestürzt ist und es die Kraft von vier Frauen gebraucht hat, sie wieder aufzurichten, da hatte sich Annemie schließlich überzeugen lassen, etwas gegen ihr massives Übergewicht zu tun. Mutti ist regelrecht ins Schwärmen geraten über diese Frau Blöhner vom Ernährungsberatungsbüro. „Du stellst dir nicht vor, was die alles weiß, Coralie! Und es stimmt, was sie sagt. Es ist ja erst drei Wochen her, dass wir dort waren, und Annemie hat schon fast zwei Kilo abgenommen, ganz ohne zu hungern. Wenn sie so weitermacht, dann sparen wir im nächsten Fasching richtig viel Stoff."

Auch Heike hat gesagt, es sei wichtig, dass man sich satt esse, das ginge aber ganz leicht mit weniger Kalorien und das dauerhaft. Nur umstellen müsse man sich eben ein wenig. Beim Diäten dagegen verbrauche der Körper weniger Energie, der Grundumsatz sinke, was dazu führen würde, dass man nach dem Ende der Diät, zurück im alten Ernährungsmuster, schneller an Gewicht zunimmt. Das ist der berühmte Jo-Jo-Effekt. Auch eine schnelle Gewichtsabnahme ist meist ein kurzes Glück, meinte sie, weil oft nur das Körperwasser reduziert wird, ohne dass es zum Fettabbau kommt, mit dem Ergebnis, dass das verlorene Gewicht plus Bonus in kürzester Zeit wieder zurückkehrt.

Langfristige Diäten führten zwar durchaus zum Abbau der Fettmasse, allerdings nehme auch die Muskelmasse ab, wenn man nicht mit Sport gegensteuert. Das Resultat: Der Energiebedarf wird zusätzlich gesenkt, der Körper braucht nach einer Diät noch weniger Energie als vorher.

Ernährungsberatung – auf die Qualität kommt es an

Eine Ernährungsberatung ist gut, wenn

- geprüfte Berater eine mehrjährige Ausbildung (Diätassistent/in) und/oder ein Studium (Ökotrophologie) und ein Zertifikat folgender Organisationen nachweisen können: DGE, VDOE, QUETHEB, VDD, BDEM.
- die Betreuung in Zusammenarbeit mit anderen Spezialisten wie Psychologen oder dem Hausarzt erfolgt.
- beratungsmethodische Standards wie z. B. ein Ernährungsprotokoll erfüllt werden.
- wenn die Krankenkasse möglicherweise einen Teil der Kosten übernimmt.

Nicht empfehlenswert sind Ernährungsberatungen, die

- die Beratung an Produktverkauf oder -werbung, z. B. „Vitalstoffe", „Fatburner" koppeln.
- strikte Verbote und Vorschriften sowie einseitige Diätpläne vorgeben.
- einen schnellen Gewichtsverlust über 0,5 Kilogramm pro Woche versprechen.
- keine Langzeitbetreuung gewährleisten.
- keine regelmäßige Fortbildung des Beraters betreiben.

Formuladiäten sind wohl auch sehr im Trend. Lea, eine Bekannte, hat letztes Jahr doch tatsächlich versucht, mir ein ganzes Programm zu verkaufen. Ich müsse nichts weiter tun, als jeden Tag drei Drinks nehmen, das Abnehmen ginge ganz fix und ich würde sehr schnell sehr viel besser aussehen. Lea hat drei Dinge nicht bedacht: Erstens, dass ich nicht bereit bin eine Bank auszurauben, nur um mich zwanghaft flüssig zu ernähren; zweitens, dass ich größten Wert auf Speisen lege, die, wenn sie mich wieder verlassen, deutlich anders aussehen als bei ihrem Eintritt in meinen Körper; und drittens, dass ich rachsüchtig werde, wenn man mich beleidigt. Lea lernte mich ganz neu kennen und grüßt mich seither nicht mehr. Mittlerweile soll sie wieder einige Pfund schwerer sein als ich und, so trugen mir treue Stimmen zu, fast bankrott, weil sie nicht genug Abnehmer für ihr Pülverchen finden konnte. Tja, das Business ist hart, wenn man es mit kritischen Kunden zu tun hat.

Ich kann reden mit wem ich will, jeder weiß irgendetwas über Diäten, viele haben dies und das ausprobiert und selbst intelligenteste Menschen vertrauen auf den offensichtlichsten Unsinn oder scheitern schlicht an der Umsetzbarkeit einer Diät im Alltag. Offenbar interessiert das aber niemanden. Diäten ist in, zumindest auf dem Papier. A-, B- und C-Promis schreiben Schlankheitsratgeber, manche von ihnen hungern sich in einem Jahr 30 Kilo weg und essen sie sich genauso schnell wieder an. Ich würde darüber depressiv werden und mein Körper würde sich bestimmt fragen, ob im Steuerzentrum noch alles richtig verkabelt ist.

Was heißt eigentlich ...

Im Zusammenhang mit gesunder Ernährung tauchen immer wieder Begriffe auf, die ganz einfach klingen. Doch was genau ist damit gemeint?

... ausgewogen?

Für eine gesunde Ernährung sollte nicht ein Nährstoff (Eiweiß, Fett, Kohlenhydrate) bevorzugt werden. Alle drei Bestandteile in der richtigen Kombination und Auswahl machen den Speiseplan abwechslungsreich und gesund. Nur, wenn Sie mit allen Nährstoffen ausreichend versorgt sind, bleiben Sie leistungsfähig. Außerdem wird zu einer ausgewogenen Ernährung empfohlen:

- frische Zutaten (Obst, Gemüse)
- gesundes Verhältnis von tierischen und pflanzlichen Lebensmitteln, d. h. mehr pflanzliche und weniger tierische Produkte
- Schwerpunkt der Hauptmahlzeiten auf Grundnahrungsmittel wie zum Beispiel Kartoffeln, Reis, Brot etc.
- Fertiggerichte, Fast Food, Snacks, Süßigkeiten nur in Maßen

... vielfältig?

Genießen Sie die ganze Bandbreite der schmackhaften Lebensmittel. „Gute" oder „schlechte" Lebensmittel gibt es nicht.

... bedarfsgerecht?

Junge Menschen haben einen anderen Bedarf als ältere, Frauen einen anderen als Männer. Selbst ein und dieselbe Person kann zu unterschiedlichen Zeitpunkten (zum Beispiel im Sommer oder Winter) einen anderen Stoffwechsel und damit einen anderen Energie- und Nährstoffbedarf haben.

**Eine Ernährungsempfehlung, die für alle gilt, kann es also logischerweise nicht geben.
Eine gesunde Ernährung ist immer ausgewogen, vielfältig und bedarfsgerecht.**

Einzelne Diätkonzepte widersprechen sich zum Teil komplett. Ohne größeres Studium ist man allen möglichen Behauptungen ausgeliefert, glaubt womöglich, man tue sich Gutes, während man einem Regelwerk folgt, das tatsächlich eher gesundheitsschädlich ist, weil es mit einer gesunden Lebensweise absolut nichts mehr zu tun hat. Ich halte mich da lieber an die Experten. Immerhin sitze ich tagtäglich mit ihnen Tür an Tür. Und meine Kollegen sind sich alle einig: Am besten ist eine ausgewogene Ernährung mit ausreichend Vitaminen und Mineralstoffen und vielen frischen Lebensmitteln, vor allem Obst und Gemüse. Ich denke, so ist es auch richtig. Nur Fett, nur Kohlenhydrate, nur Proteine – wie soll der Körper da das bekommen, was er ständig braucht?

Beim Stichwort Protein fällt mir dieser kolossale FRED ein, den ich letztens auf einer Party habe Spaghetti essen sehen. Einer von diesen halslosen Mucki-Jungs, die bei Bodybuilderwettbewerben vor lauter Anstrengung immer so grenzdebil lächeln und in ihren Tangahöschen erschütternd inhaltsleer wirken. FREDS OBERARME waren so monströs, dass er, um mit Löffel und Gabel zu seinen Nudeln zu kommen, die Arme von unten nach hinten nach oben und dann weiter nach vorne über das Schultergelenk hat drehen müssen. Fred hat dabei ausgesehen wie ein menschgewordener Schaufelbagger. Das kann es doch nicht sein oder bin ich da wieder zu böse? Fred leidet bestimmt an den Folgen einer krassen Form protein-steroider EGOMANIADIÄT. Ich hoffe doch, dass er eines Tages vernünftig abtrainieren kann. Nicht, dass er später durch die Gegend laufen muss wie einer, dem man fleischfarbene Deckchen um Rumpf und Extremitäten gehängt hat.

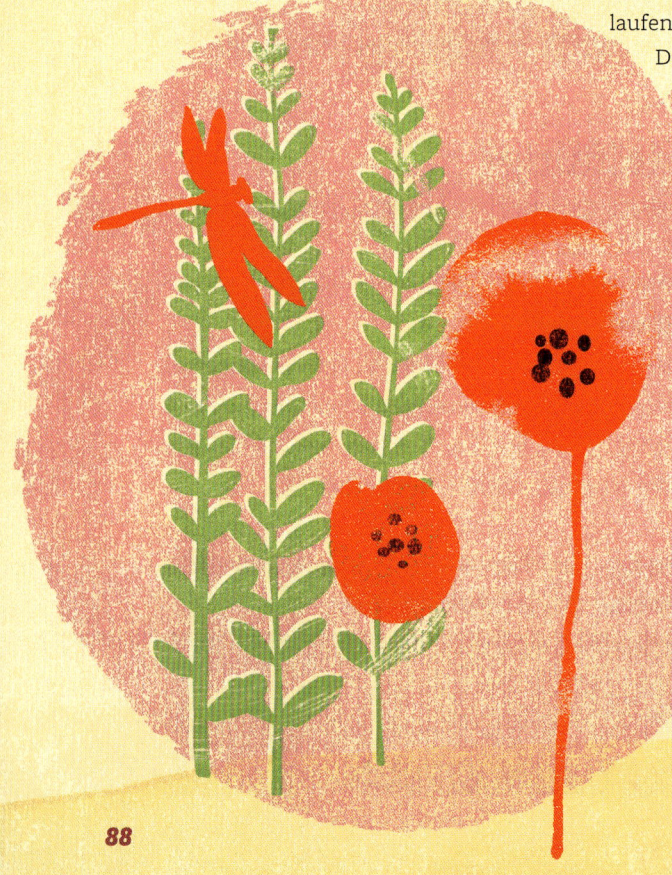

Aber das soll nicht mein Problem sein. Augenscheinlich ist nicht jede Diät eine gute Diät. Das ist sie wohl nur, wenn sie eine langfristige Umstellung der Ernährungsgewohnheiten zum Ziel hat und mit Bewegung und Sport verbunden ist. Zumindest, wenn man nicht nur vier Wochen lang fünf Kilo weniger wiegen will. Das hört sich doch sinnig an. Man sollte diesen Diät-Alles-Versprechern wirklich nicht jedes Wort glauben.

Und wenn eine Diät an den Kauf von Produkten gekoppelt ist, weiß man doch auch, wo es langgeht. Heike hat mir erzählt, dass sie schon etliche Menschen getroffen hat, die durch eine Diät ernsthaft krank geworden sind. Das läge auch daran, dass die wenigsten mit ihrem Arzt sprechen, bevor sie ihren Körper einem neuen Diätwunder aussetzen. Das ist natürlich recht unvorsichtig. Aber die Versuchung ist ja auch sehr groß, wenn einem schnelle Hilfe versprochen wird.

Als ich neulich mal wieder entspannt und losgelöst in meinem Schreibtischstuhl hing, fiel mein Blick in meine Körpermitte und mir kam eine Idee. Man müsste die Fettpölsterchen einfach wegdenken können, die Energie aus ihnen heraussaugen, indem man sozusagen innere Einkehr hält. Im Büro haben sie mich ausgelacht, als ich nachfragte, ob es in dieser Richtung schon erprobte Selbsthypnoseprogramme gibt. „Wollen Sie denn aus gesundheitlichen Gründen abnehmen", hat meine Chefin mich gefragt, „oder steckt nur das gängige Schönheitsideal dahinter?" Und was soll ich sagen – sie hat recht. Wie würde ich mich fühlen, wenn Rubens noch am Leben wäre und eben auf der Suche nach einem Modell für die Venus, die er im Original irgendwann Anfang des 17. Jahrhunderts gemalt hat? Ich habe das Bild mal in einem Museum gesehen. Venus lehnt neckisch am hübschen Adonis. Mit strammen Oberschenkeln und starken Armen. Mindestens Kleidergröße 48/50, schätze ich – wenn sie denn ein Kleid getragen hätte.

Gesunde Ernährung …

- verbessert die körperliche Leistungsfähigkeit
- macht geistig fit
- steigert das Wohlbefinden
- führt zu Ausgeglichenheit
- fördert schöne Haut und glänzendes Haar
- beugt Krankheiten vor (Diabetes, Herz-Kreislauf-Erkrankungen und vielen mehr)

leptin soja hormon

appetit jo-jo effekt

Hormonblues

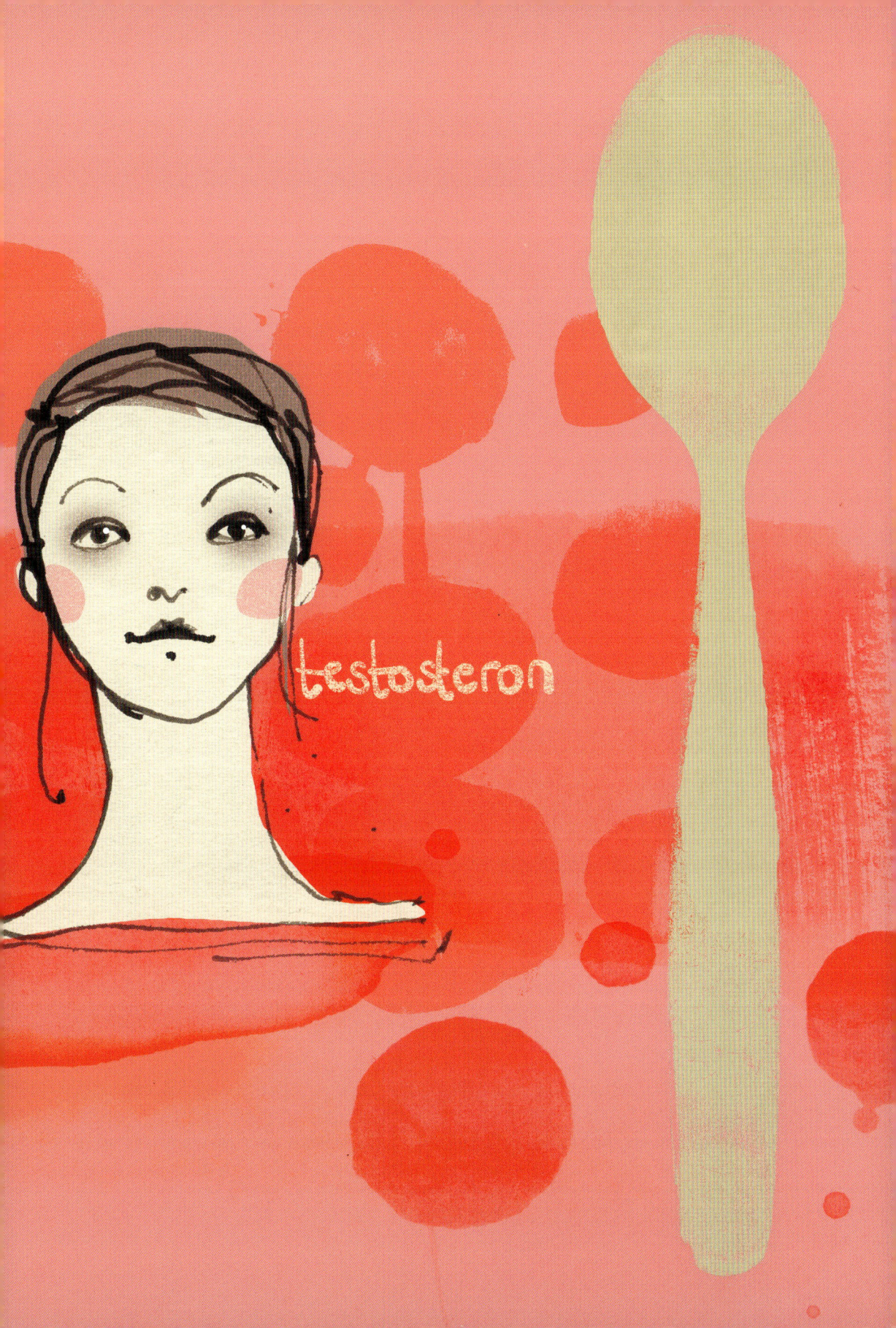

Ausnahmslos jeder Ernährungsprofi, mit dem ich in der Stiftung zu tun habe, warnt vor dem berühmt-berüchtigten Jo-Jo-Effekt. Er ergibt sich zwangsläufig, wenn man immer wieder aufs Neue zwischen einer Diät und dem alten Essmuster hin und her springt. Diäthopper setzen ihre Hormone derart unter Stress, dass der ganze Hormonhaushalt durcheinander gerät und die automatische Gewichtsregulation irgendwann tatsächlich nicht mehr funktioniert. Kein Wunder, dass die meisten Diäten scheitern.

Schlaue und faule Menschen wie ich überlegen sich freilich sofort, warum man nicht einfach Appetit und Sättigung durch eine bestimmte Hormongabe regelt. Das wird schließlich bei vielen Beschwerdebildern schon gemacht. Aber so einfach ist das alles wohl nicht. Hormone sind eigen und biologische Regelsysteme überaus kompliziert. Was sich im Laborversuch zeigt, muss im menschlichen Organismus nicht genauso funktionieren.

Ich denke da an die Geschichte mit dem obesity-Gen, von dem ich gelesen habe. Man liest ja in diesem Job ständig irgendetwas. Obesity ist das englische Wort für Fettsucht. Das Gen wird kurz OB-GEN genannt und ist für die Ausschüttung von Leptin verantwortlich. Versuche mit Mäusen, die man mit einem OB-GEN-Defekt ausgestattet hat, haben gezeigt, dass sie zu regelrechten Speckmäusen wurden, deutlich dicker als die OB-GEN-gesunden Nager. Gab man den kranken Mäusen nun Leptin, normalisierte sich ihr Körpergewicht wieder. Wies mir eine feiste Maus den Weg zum perfekten Appetitzüglerhormon? Immerhin hatte man schon beobachtet, dass Leptin auch beim Menschen eine zentrale Rolle für die Gewichtsregulation spielt. Meine Freude wurde aber schnell getrübt, denn man war irrtümlich davon ausgegangen, dass Übergewichtige einen zu niedrigen Blut-Leptin-Spiegel haben. Doch das Gegenteil ist der Fall, der Blut-Leptin-Spiegel ist hoch und Leptin wirkt nicht mehr appetitzügelnd, da das Appetitzentrum im Gehirn für das Hormon unempfindlich geworden ist.

Generell wirken Hormone aber schon in winzig kleinen Konzentrationen, das ist bekannt. Wie hoch sensibel sie reagieren, spüre ich alle vier Wochen. Männer trifft es manchmal besonders hart. Einige von ihnen leiden vom Eintritt in die Pubertät an über Jahrzehnte an einer hormonellen Dauerkrise, die das Denken organisch verlagert. Und wenn der Testosteronspiegel im Alter endlich sinkt, werden sie zwar kopflastiger, aber auch oft genug viel zu dick. Sollte es die Reinkarnation tatsächlich geben, will ich unbedingt als Frau wiedergeboren werden. Mit den zehn Prozent mehr Fettmasse werde ich auch im nächsten Leben wieder fertig.

Soja –
die „Wunderwaffe" für Frauen?

DER GRUND FÜR WECHSELJAHRESBESCHWERDEN
BEI FRAUEN IST EIN MIT DEM ALTER VERRINGERTER
ÖSTROGENSPIEGEL. DAS WOHL BEKANNTESTE SYMPTOM
SIND HITZEWALLUNGEN, DIE INDIVIDUELL MEHR ODER WENIGER
AUFTRETEN:

In den westlichen Ländern sind 70 bis 80 Prozent aller Frauen von *Hitzewallungen* während der Wechseljahre betroffen. Unter den Japanerinnen leiden nur 5 bis 10 Prozent darunter. Das hängt vermutlich mit deren lebenslanger sojareicher Kost zusammen.
Soja enthält pflanzliche Östrogene (Phytoöstrogene), die den körpereigenen Östrogenen sehr ähnlich sind.
Ein Knackpunkt, über den die Wissenschaft noch diskutiert: Kann eine Ernährung mit Sojaprodukten auch die Hitzewallungen von Frauen lindern, die Soja nicht schon ihr ganzes Leben als Nahrungsbestandteil zu sich genommen haben? Die Zukunft wird es zeigen.

Ob es mit den *Hormonspiegeln* zu tun hat, dass ich das Gefühl habe, Männer sind Wesen von einem anderen Stern, manche nette ETs, andere grässliche Aliens? Nachweislich unterscheiden sich die Hormonspiegel von Männern und Frauen. Auch mit dem Lebensstil verhält es sich so. Man hat das untersucht. Männer essen, trinken und arbeiten anders als Frauen. Sie sind stressanfälliger, weil sie sich Ruhepausen nicht zugestehen, sie ernähren sich gemeinhin schlechter als Frauen, essen sehr viel Fleisch, fressen auch noch Probleme in sich hinein und gehen viel später zum Arzt. Die Lebenserwartung der Männer ist niedriger, sie erleiden weitaus häufiger schwere Unfälle, was, wie ich glaube, mit uneinsichtiger Selbstüberschätzung zu tun hat, und die Selbstmordquote bei Männern ist mehr als doppelt so hoch wie bei Frauen, was mich wiederum traurig stimmt – nicht nur, dass der Mann früher als die Frau sterben muss, er bringt sich auch noch freiwillig um. Ein Elend mit dem starken Geschlecht. Es wird Zeit, dass Männer sich von alten Rollenklischees verabschieden, wenn sie gesünder, länger und glücklicher leben möchten.

Männer könnten ihre ROLLE nicht finden, begründet Michael das männliche Desaster und Frauen wie ich seien daran schuld. Was können Alice und ich dafür, dass ihr Primaten bleiben wollt, habe ich ihm geantwortet und ich glaube, er war danach ziemlich beleidigt. Das war vor drei Wochen, als wir mit der GUZZI unterwegs waren. Mit dem Motorrad donnert Michael an manchen Sonn- und Feiertagen in sein zweites Leben, die große Freiheit mit Bier, Steaks und Bratkartoffeln. Kumpel unter sich. Dass ich mitfahren durfte, war eine absolute Ausnahme. Seitdem sehe ich Michael mit anderen Augen.

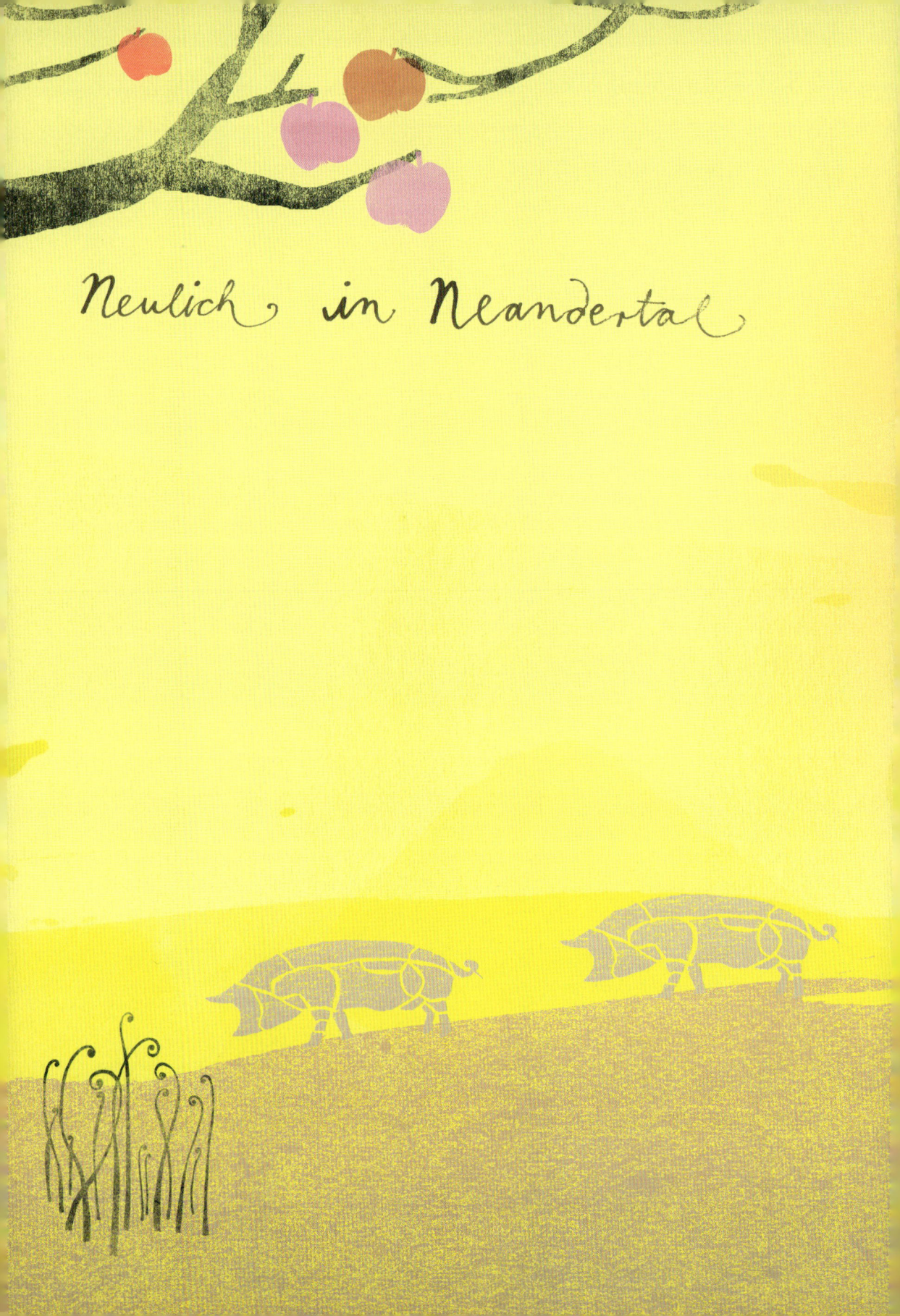

Neulich in Neandertal

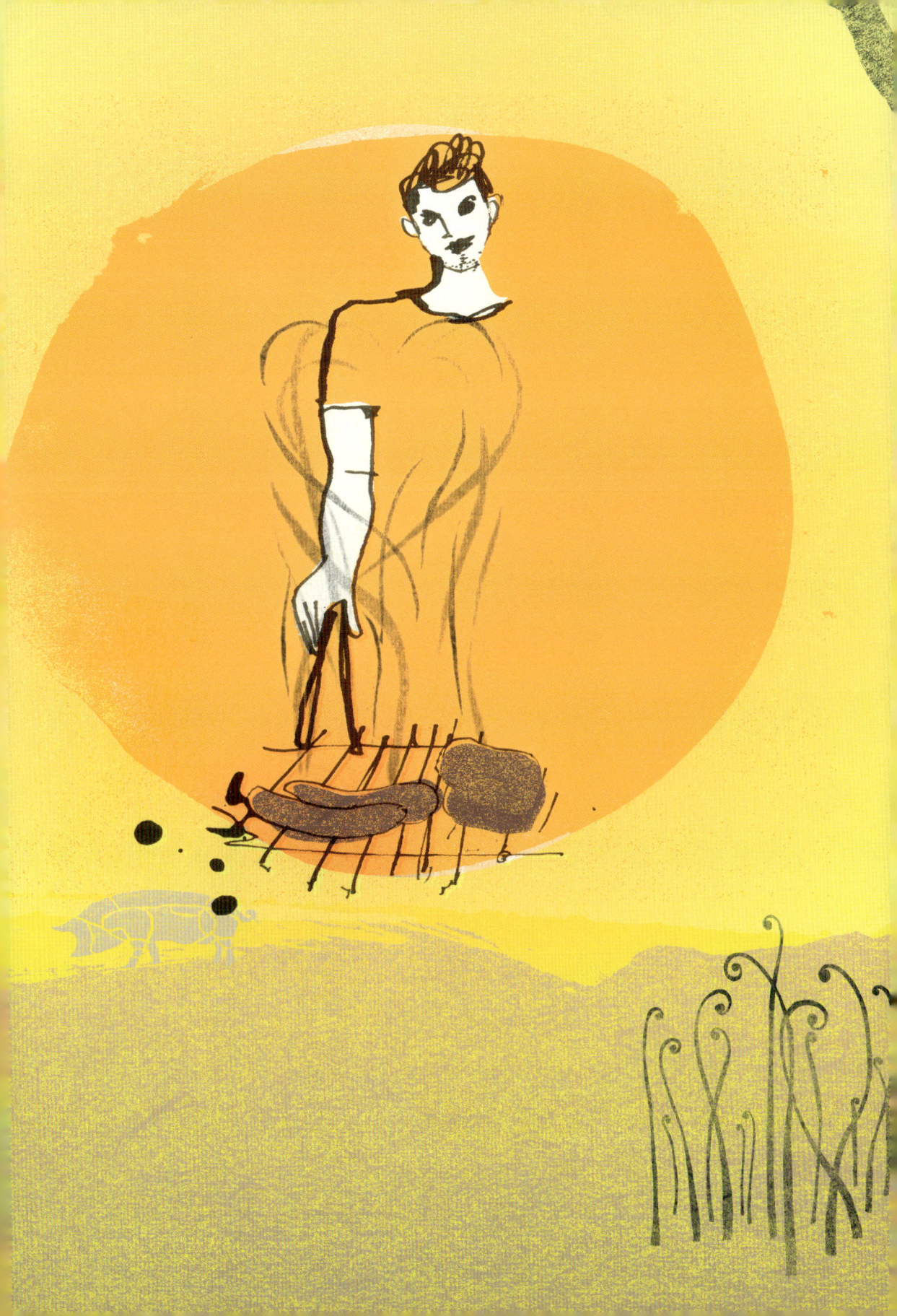

Als ich mit den Jungs am Lagerfeuer gesessen habe, fühlte ich mich in prähistorische Zeiten versetzt. Stolz spießten sie ihr Fleisch auf die selbst geschnitzten Stöcke, starrten gebannt in die knisternde Glut, strahlten, wenn die Beute durchgegrillt war, nagten selbst die kleinsten Fasern vom Knochen und wischten sich johlend und schmatzend mit dem Handrücken über die fettigen Lippen. Sie waren glücklich, so viel stand fest, und ich dachte bei mir, dass das rapide Gehirnwachstum, das beim Homo sapiens einsetzte, bei allen positiven Folgen eines stark verdrängt hat: die einfache Art glücklich zu sein. Nicht, dass ich mich darum reiße, halbnackt durch die Wildnis zu streifen, nur um mich mit einer anderen ungekämmten Frau um drei, vier Beeren zu schlagen. Aber ist es nicht traurig, dass man erst kilometerweit mit dem Motorrad fahren, Reisig und Äste sammeln und mühsam ein Feuer anfachen muss, um wieder einmal das Gefühl zu haben, dass essen etwas Wunderbares ist?

Männer am Grill ...

Am LAGERFEUER oder GRILLROST werden die männlichen Instinkte geweckt – das weiß jede Frau. Der Umgang mit rohem Fleisch wird als männlich empfunden und ist stark symbolisch aufgeladen. Auch die Zubereitung in freier Natur weckt archaische Gefühle.

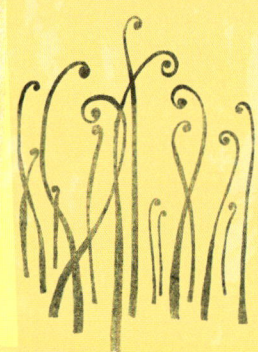

Grillen ist aber heutzutage vor allem ein Ritual, bei dem die Zugehörigkeit zu einer Gruppe gezeigt wird. Man spricht beim Grillen auch wissenschaftlich abstrakt von einem „Lifestyle-Phänomen an der Schnittstelle zwischen Tradition und Moderne".

Sicher, das gesellschaftliche Leben hat sich verändert, seit wir auf zwei Beinen gehen. Die Entdeckung des Feuers erlaubte es, Nahrung zu konservieren, sie musste zwar noch erbeutet, aber nicht mehr an Ort und Stelle gegessen werden. Man trug sie einfach zu den Lieben nach Hause. **Die Menschen lernten, dass es Vorteile hat, sesshaft zu sein, begannen mit dem Ackerbau, entdeckten den Handel, erfanden immer bessere Maschinen und Transportmittel und hatten fortan nur noch ein Ziel: Zeit zu sparen.**

Immer schneller, immer mehr, immer besser,
IST DIE DEVISE BIS HEUTE.

Zeit ist Geld, Geld ist Erfolg, sagt man. Sind wir erfolgreich, weil wir durch das Leben hetzen, ohne dass wir unsere Beine gebrauchen müssen, weil wir mit Aktien spekulieren, während unsere Herzkranzgefäße verkalken, weil wir in der Lage sind, über den Sinn des Lebens nachzudenken, derweil der Diabetes die Augen trübt? Vielleicht ist es einmal unser Untergang, dass wir Dinge, die gut sind, nicht einfach gut sein lassen, sondern immer glauben, alles ginge noch besser. Michael meint, ich vergesse dabei, dass das Leben vor allem Entwicklung ist. Das Leben ja, aber wie sieht es mit dem Menschen aus, der nicht zwischen vor- und rückwärts unterscheiden kann?

Was unsere Ernährung betrifft, haben wir uns verglichen mit unseren Vorfahren nicht weiter entwickelt, sondern arg vergaloppiert, finde ich. Waren die frühen Menschen deshalb in ihrem zuge- gebenen kürzeren Leben besser ernährt, weil sie das nehmen mussten, was die Natur ihnen gegeben hat? Sie hatten keine große Auswahl. Wir haben sie – und ein ausgesprochenes Talent, uns falsch zu entscheiden. Überfordert von der eigenen Gehirnmasse, das ist tragisch. Der moderne Mensch kann seine Ernährung offenbar nicht mehr vernünftig überschauen, vielleicht ist es ihm auch einfach nur egal, ich weiß es nicht. Fakt ist, wir essen heute sehr viel mehr und auch anders Zusammengesetztes als unsere Vorfahren. Insgesamt könnten wir uns auch vielseitiger und ausgewogener ernähren, tun es aber nicht.

Wie viel Zeit haben unsere Vorfahren wohl mit Jagen, Sammeln und Grillen verbracht? Wie lange saßen sie beim Essen zusammen? Und wer hat hinterher aufgeräumt? Die Tage habe ich einen riesigen Stapel Fachzeitschriften erst thematisch und dann auch noch alphabetisch sortiert. Dabei bin ich auf die Nachricht des Statistischen Bundesamts gestoßen, dass der Durchschnittsdeutsche gut zwanzig Minuten mehr als vor zehn Jahren ins Essen investiert, wobei es natürlich große alters-, geschlechts- und haushaltsspezifische Unterschiede gibt. Am Wochenende sollen es sogar noch drei Minuten mehr sein. Es war auch von der „Retraditionalisierung geschlechtsspezifischer Hausarbeits- teilung" die Rede. Ob sich da einer vor dem Spülen drücken will?

Schatz – ich schenk dir ein Viertelstündchen!

Die Statistik hat es bewiesen: Männer sind nicht mehr die Paschas im Haushalt, für die sie von den Frauen lange gehalten wurden. Eine Befragung zur Zeitverwen- dung in deutschen Haushalten hat ergeben, dass Männer SEIT 1991 IM DURCH- SCHNITT ETWA 15 MINUTEN LÄNGER PRO TAG HAUSWIRTSCHAFTLICHEN TÄTIGKEITEN NACHGEHEN. Waren es 1991 noch durchschnittlich 1 Stunde und 46 Minuten, wurden 2001 immerhin schon 2 Stunden vermerkt. Im gleichen Zeitraum hat die Beschäftigungszeit der Frauen in diesem Bereich von 4 Stunden und 7 Minuten auf 3 Stunden und 46 Minuten abgenommen. Also um etwas mehr als die 15 Minuten der Männer.

Da besteht ja wirklich Hoffnung, dass Frauen – würde man die Berechnung so fortführen – im Jahr 2031 durch- schnittlich die Gleichberechtigung bei der Hausarbeit erreicht haben werden.

Die Statistik hat übrigens auch gezeigt, dass seit 1991 die Anzahl der Männer, die die Küche lediglich zum Essen betreten und die Beköstigung inklusive Ein- kauf, Vorbereitung, Kochen, Tischdecken und Geschirrspülen, ihren Frauen überlassen, von 40 auf 47 Prozent gestiegen ist. Also doch keine guten Aussichten für Frauen?

Zeit & Begehrlichkeiten

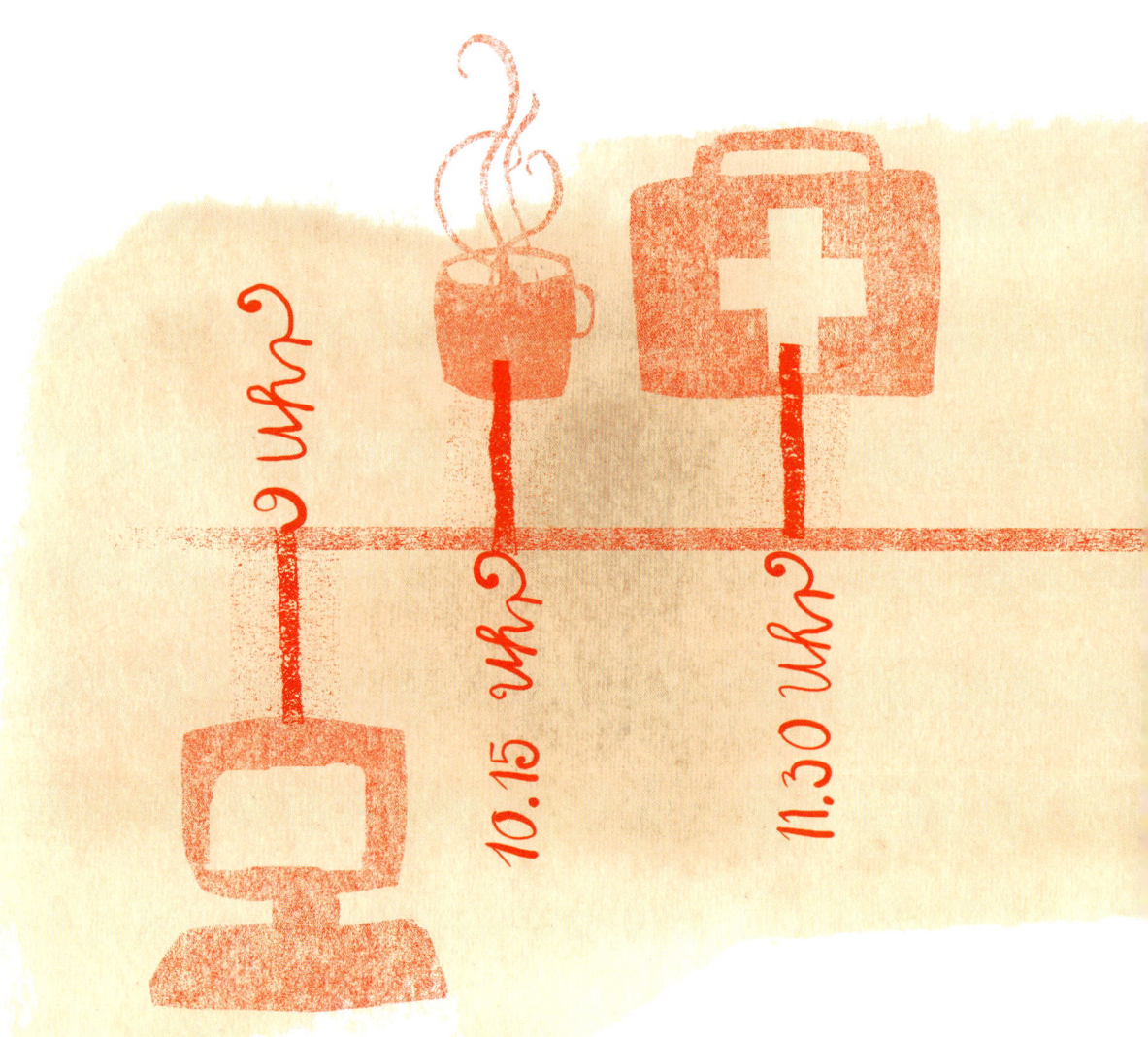

9 Uhr

10.15 Uhr

11.30 Uhr

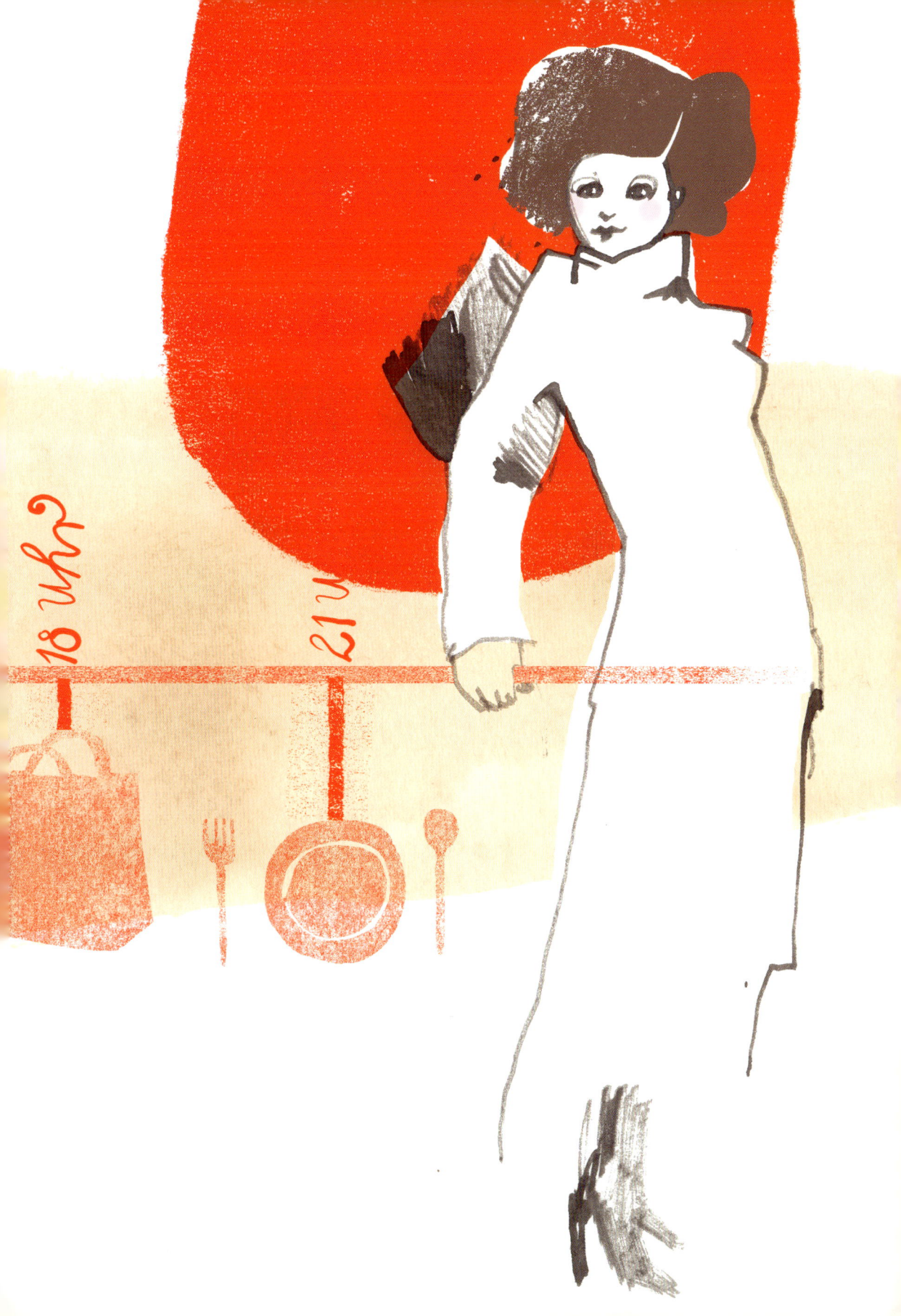

Ich habe den Eindruck, dass die Menschen trotz aller gegenläufigen Bemühungen immer weniger Zeit haben, Versorgerinnen sowieso, ERST RECHT, WENN SIE ALLEINE KINDER AUFZIEHEN, aber auch ganz allgemein. Manch einem steht schon am frühen Morgen das Grauen auf der Stirn, weil er sich gleich hinauswagen muss in die Welt börsennotierter Unternehmen. Es soll Manager geben, die Tapferkeitsworkshops belegen, um wieder den Mut zu finden offenen Auges in ihre Terminkalender und E-Mail-Fächer zu blicken. Erschöpfte Hausfrauen stöhnen, dass sie es nicht geschafft haben die achtzehn Fenster ihres Hauses ein drittes Mal in diesem Monat zu putzen, 4-Jährige machen ihre Puppen zur Sekretärin, weil die nächste Gruppendiskussion im Kinderhort vorbereitet werden muss, Rentner kollabieren, weil ein Ehrenamt das nächste jagt. Nicht zu vergessen all jene, die gar nicht erst aufstehen, weil sie allein die Vorstellung von dem ganzen Stress, der auf sie zukommen könnte, so sehr schreckt, dass sie nass geschwitzt am Kissen kleben bleiben.

Laden wir uns zu viel auf
oder sind wir einfach nur schlecht organisiert?
WAS FANGEN WIR EIGENTLICH MIT UNSERER ZEIT AN?

Was bestimmt unsere Tage und wofür planen wir Zeit ein?

Warum fühlen sich die meisten von uns nackt und hilflos, wenn sie ihren Terminplaner zu Hause vergessen haben?

Ich habe das mit ein paar Kollegen diskutiert. Wir legen genau fest, welche Arbeiten wann erledigt sein müssen, wie oft wir unsere verschiedenen Hobbys betreiben, wann wir shoppen gehen, zu welcher Zeit wir Freunde oder Geschäftspartner treffen, wir notieren Veranstaltungen, die wir nicht versäumen wollen und manche vermerken sogar die Sendezeit von Fußballübertragungen. Geburtstage, Jubiläen, Arzt- und Steuertermine sind ebenso festgehalten wie Hochzeitstage oder Jahrestage, an denen man die Scheidung feiert. Die Terminplaner sind voll mit gelben Leuchtmarkierungen und roten Kringeln, wir planen für jedes noch so unwichtige Telefonat genügend Zeit ein, nur für die Essensbeschaffung, das Kochen und das Essen selbst ist nichts vermerkt, nicht im Kalender und nicht in unseren Köpfen. Meine Tante Erna ausgenommen, die denkt an nichts anderes als an Essen.

Welcher Stresstyp sind Sie?

STRESSESSER brauchen süße Lebensmittel, um den hohen hormonbedingten Bedarf des Körpers an leicht verfügbarem Zucker zu decken. Zudem beruhigt das Kauen ihre Nerven. Es müssen aber nicht immer Süßigkeiten sein, kalorienarme Snacks wie Obst können auch helfen. Man kann auch das Phänomen des Frustessens als Reaktion zum Stressabbau unter die Rubrik Stressessen fassen.

Dem **STRESSHUNGERER** vergeht in Stresssituationen leicht der Appetit.

Sein Hormonsystem unterdrückt dabei die Verdauung und das Hungergefühl zugunsten der körperlichen Wachsamkeit.

„Ich habe null Zeit" ist auch der Standardsatz meines Bruders Tobias. Von den 26 Jahren seines Lebens hat Tobias die letzten zwölf keine Zeit gehabt. Ich schätze, dass mindestens fünf davon für das akribische Drehen seiner heiß geliebten Dreadlocks draufgegangen sind. Wenn er sonst nicht gerade geschlafen hat, spielte er Gitarre in seiner filzhaarigen Band, komponierte sich am PC kreative Furchen auf die Stirn und schickte über die Jahre so viele SMS, dass sich sein rechtes Daumengrundgelenk chronisch entzündet hat.

Seit einigen Semestern studiert er Humanmedizin,
was in meinem Vater die Hoffnung nährt, aus
seinem einzigen Sohn könne noch etwas werden.

Nun sollte man denken, ein Student der Medizin sei für das Thema Ernährung besonders sensibilisiert, doch für Tobias ist essen nur eines: zeitraubend. In seiner winzigen Wohnung, die er sich mit seiner Freundin Sarah teilt, eine magere, zutiefst vergeistigte Rothaarige, die sogar auf den Augenlidern Sommersprossen hat und die über ihre Geschichtsstudien zur Malerei der Hochrenaissance das Essen vergisst, finden sich nur zwei unbenutzte Kochplatten. Tobias kauft sein Essen unterwegs spontan im Vorbeigehen und schmatzt sich damit durch die Straßen der Stadt. Manchmal klingelt er auch bei mir und fällt über meinen Kühlschrank her. Er ist mein Bruder; ich liebe es, wenn er mir mit vollgestopften Wangen erklärt, dass ich 100-prozentig seine Lieblingsschwester wäre, wenn er noch eine andere hätte. Tobias ernährt sich einseitig und kalorienreich und sporadisch bildet sich ein Bauchansatz, weshalb er alle paar Monate aus seiner Stopf-und-Go-Lethargie ausbricht und hysterisch am Flussufer joggt. Wenn das nicht hilft, versucht er einige Snacks durch Zigaretten zu ersetzen. Man kann nicht sagen, Tobias ignoriere die sichtbaren Signale seines Körpers; seine Grundbedürfnisse in puncto Essen allerdings interpretiert er selten richtig. Er hat einfach zu viel anderes zu tun.

Wenn ich ehrlich bin, geht es mir auch nicht viel besser. Ich bin schrecklich unstrukturiert, wenn es ums Essen geht, der richtige Rhythmus fehlt. Obwohl das ganz einfach sein könnte: Frühstück, Mittagspause, Abendbrot und zwei mal täglich Obst – der Standardsatz meiner Chefin. Nichts anderes versuche ich; und einiges mehr, mal nebenbei und zwischendurch. Und ich habe dabei nicht das Gefühl, dass ich zu viel esse, das heißt, ich hatte es bis heute Morgen nicht. Ich zweifle, ob es eine gute Idee war mit diesem Zettel, meine Chefin hat den Vorschlag gemacht. Ich solle einfach einmal ein paar Tage lang ganz genau aufschreiben, was ich wann esse und trinke. Es ist Tag eins, noch nicht einmal 15.00 Uhr und ich bin bereits auf der Rückseite des A5-Blattes angelangt. Schon kurz nach elf habe ich mich dabei erwischt, dass ich kleiner schreibe, und der letzte Schokoriegel hat mir überhaupt nicht geschmeckt. Ich fange an, dieses kleine Stück Papier zu hassen. Aber ich bewahre die Fassung und blicke der Wahrheit ins Gesicht: Zu wenig Zeit zum Essen, die habe ich nicht.

Was heißt ... 5 am Tag?

Galt früher noch der Satz „An apple a day keeps the doctor away", so heißt es heute „5 AM TAG"! Dieser Satz ist leicht zu merken und umzusetzen: Er bedeutet, dass wir täglich fünf Portionen Obst und Gemüse essen sollten – zwei Portionen Obst (wahlweise frisch, tiefgekühlt oder in Form von 100-prozentigem Fruchtsaft) und drei Portionen Gemüse. Eine Portion entspricht dabei der Menge, die in die eigene Handfläche passt.

Alles eine Frage der Prioritäten, sagt Michael, und die würden sich eben verschieben. Von wo nach wo zeige die Bedürfnispyramide, die 1958 von dem US-amerikanischen Psychologen Abraham Maslow entwickelt worden ist. Michael nutzt sie immer in Kundengesprächen und hat sie mir auch gleich aufgemalt.

„In dieser Pyramide gibt es fünf Stufen der Bedürfnisbefriedigung. Die ersten drei Stufen, das sind die körperlichen Bedürfnisse, die Sicherheit und die sozialen Bindungen, und Teile der vierten Stufe, das ist die soziale Anerkennung, heißen auch Defizitstufen und müssen befriedigt sein, damit du sozusagen grundzufrieden bist. Wenn diese Defizite keine mehr sind, also wenn du satt und sozialversichert bist, ein Dach über dem Kopf und Freunde hast und auch die Anerkennung findest, die du brauchst, hast du keine weitere Motivation mehr dich um diese Stufen zu kümmern. Von da an orientierst du dich klar zur fünften Stufe, deiner Selbstverwirklichung", hat Michael erklärt.

Ich konnte natürlich meinen Mund wieder nicht halten und habe fröhlich frohlockt, ich könne durchaus Schuhe kaufen gehen, obwohl ich Hunger hätte und kein Mensch außer Hermann mit mir spricht. In fachlichen Dingen versteht Michael keinen Spaß, und sofort hat er mir angesäuert vorgeworfen, dass ich selbst die logischsten Sachen ad absurdum führen muss. Männer und die humorfreie Zone, ein ganz schwieriges Gebiet, finde ich. Wahrscheinlich ist es einfach so, dass wir auf diesen Bedürfnisstufen hin- und herhopsen, je nachdem was gerade am Dringendsten ansteht. Ich habe das aber mit Michael nicht weiter vertieft, wir wollten noch zum Inder. Natürlich hat er recht, wenn er sagt, dass wir an das Gesicherte keine Gedanken verschwenden und lieber danach streben, das zu bekommen, was wir noch nicht haben. Wer immer und überall alles essen und sich selbst exotischstes Obst und Gemüse an jeder Straßenecke kaufen kann, wird nicht so viel darüber nachdenken wie einer, der nicht weiß, wie er morgen die Butter aufs Brot bekommen soll.

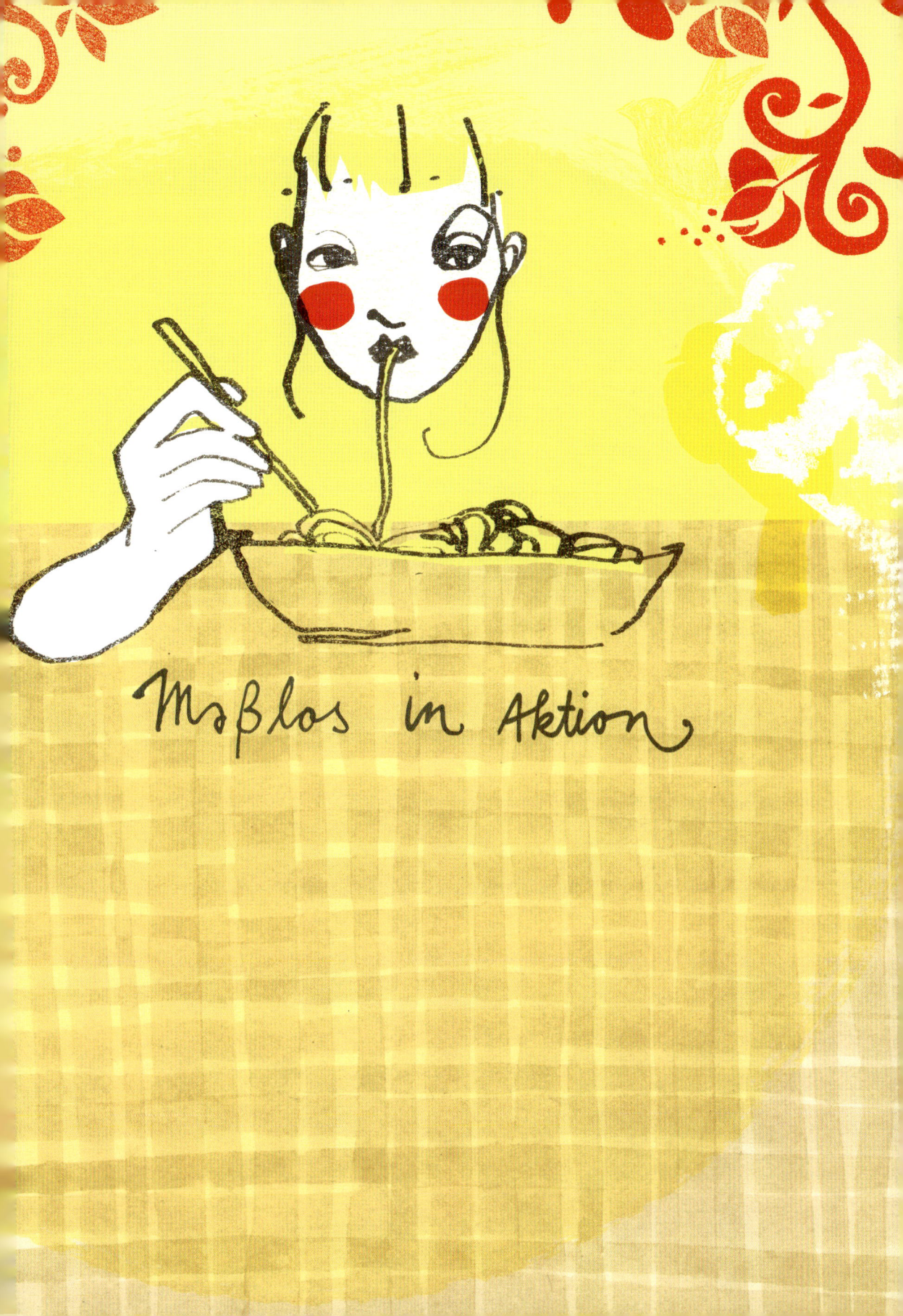

Maßlos in Aktion

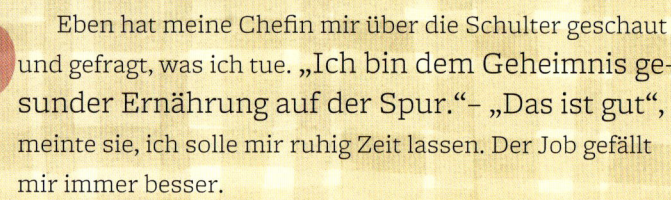

Eben hat meine Chefin mir über die Schulter geschaut und gefragt, was ich tue. „Ich bin dem Geheimnis gesunder Ernährung auf der Spur."– „Das ist gut", meinte sie, ich solle mir ruhig Zeit lassen. Der Job gefällt mir immer besser.

Die ERSTEN MENSCHEN haben sich wohl keine Gedanken über ihren Zeitverbleib gemacht. Und anders als die meisten von uns waren sie trainierte Wesen. Wir fahren Auto, meiden Treppen und besuchen mit dem Bus die Burg, wir lassen den Turm aus und stolpern mit unseren Sonntagsschühchen garantiert über jede vorstehende Baumwurzel. Und wir erfinden seltsame neue Sportarten, bei denen wir uns nicht anstrengen müssen. Tauben- und Angelsport zum Beispiel. Wir sind auf Fettleibigkeit eingerichtet und fördern sie, wo immer es geht, mit viel Talent zum Selbstbetrug. Als ich neulich die Rezepte im zerfledderten Kochbuch meiner Oma mit denen aus meinen neuzeitlichen Rezeptbüchern verglichen habe, fand ich dieselben Zutaten und Mengenangaben, nur dass sie heute für weniger Personen gelten. Auf so etwas muss man erst einmal kommen.

„Wir sind eben nicht auf Askese programmiert", hat Michael gesagt, als wir aus Neandertal zurück waren, und ich dachte an Tanja, die Butter samt Aufschnitt zum Todfeind Nummer eins erklärt und stattdessen Molke mit Flöckchen kaut, jeden Löffel 30-mal. Das lustfreie Geschöpf.
Was mich angeht, hat Michael recht.

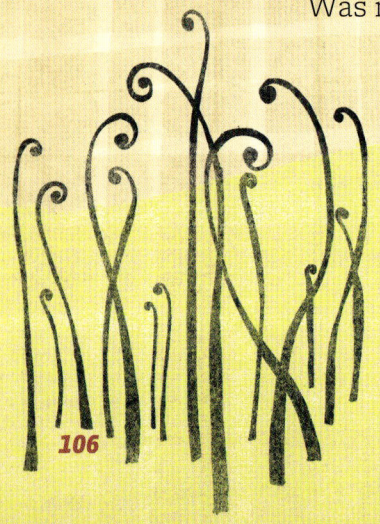

Männer – Frauen

Auch beim Diäten scheiden sich männliche und weibliche Geister:

Frauen

- Knapp 50 Prozent der Frauen achten auf ihr Gewicht.

- Circa 30 Prozent der deutschen Frauen haben in den vergangenen Jahren eine Diät begonnen.

- Mehr als die Hälfte der Frauen, die eine Diät begonnen haben, sind aber nach eigenen Angaben gescheitert.

- 25 Prozent aller Frauen ernähren sich nach eigener Einschätzung ungesund.

Männer

- Knapp 30 Prozent der Männer achten auf ihr Gewicht.

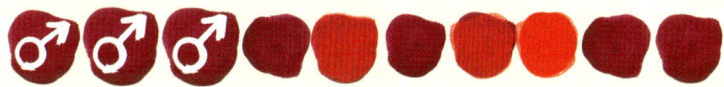

- Nur 6 Prozent der deutschen Männer haben in den vergangenen 24 Monaten eine Diät gestartet.

- Mehr als ein Drittel der Männer ernährt sich nach eigener Einschätzung ungesund.

- **Jeder fünfte Mann steht zu seinen Pfunden.**

- Männer finden Frauen, die gerade Diät machen, *„zickig"*.

Ich bin dieser Will-haben-Typ, der sich zum Verzicht diszipli-
nieren muss, im ewigen Kampf wider die leckere Versuchung.
Positiv ausgedrückt eine Genießerin erster Güte, negativ und
im Grunde viel richtiger: eine schwache Person in permanenter
Suchtgefahr. Aber ich habe Glück. Meine Nachbarin Jule kompensiert ihren Liebeskummer prinzipiell mit Nudelportionen,
die einen Platz im Guinessbuch der Rekorde verdient hätten.
Ich muss mich in solchen Zeiten zum Essen zwingen und verliere an Gewicht. Es fließt mir sozusagen aus Augen und Nase
heraus und landet kiloweise in der Papiertonne. Sehr erschöp-
fend, zutiefst traurig und als Diät nicht zu empfehlen. Trotzdem bin ich froh, dass ich auf echte Freunde zurückgreifen
kann und mich nicht allein von Nudeln bauchpinseln lassen
muss. Essen als Trost ist ja ein weit verbreitetes Phänomen.
Essen als Gegner auch.

Männer – Frauen ... und das schlechte Gewissen

Essen Sie mehr, wenn Sie traurig oder verliebt sind?

Schmeckt Ihnen dann nichts so richtig?

Nehmen Sie zu oder verlieren Sie etwa ein paar Pfunde?

Gefühle beeinflussen unser Essverhalten. Das ist ganz
normal. Jeder Mensch reagiert anders auf Gefühlsschwankungen,
mit gesteigerter oder eben mit verminderter Nahrungsaufnahme.

Frauen sind vermehrt Frustesser, die bei emotionalen Schieflagen
gerne zu Süßigkeiten greifen. Männer dagegen erweisen sich überwiegend
als Lustesser, die sich nach einem anstrengenden Tag gern mit deftigen
Mahlzeiten belohnen.

Essen aus Lust oder Frust – beides schlägt auf die Figur. Das
haben diese Esstypen gemeinsam. Einen Unterschied gibt es
jedoch: Männer fühlen sich nach ihrer Belohnung mit Essen
noch besser, während Frauen nach dem Versuch, ihrem
Seelentief zu entkommen, das schlechte Gewissen
plagt! Ganz schön unfair – finden Sie nicht?

Mein Selbstbild stimmt. Ich bilde mir zumindest ein genau das zu sehen, was mir mein Spiegel zeigt, anders als Magersüchtige. Wenn ich mich nach dem Duschen vor dem Spiegel drehe, ziehe ich zwar selbstbetrügerisch den Bauch ein, aber ich streichele ihn auch, weil er schließlich nichts dafür kann, dass ich manchmal so verfressen bin. Außerdem sehe ich Kalorien nicht als Feinde an, während Magersüchtige einen regelrechten Horror vor jeder einzelnen haben. Was oft harmlos über eine Diät beginnt, wird schnell zum Kampf auf Leben und Tod. Eine Bekannte, die selbst magersüchtig gewesen ist und gute drei Jahre Therapie brauchte, bis sie endlich verstanden hat wie krank sie ist, erklärte mir das so: Es geht darum stärker zu sein, sich etwas zu beweisen. Jedes verlorene Gramm ist ein Teilsieg, jeder hervorstehende Knochen eine Trophäe und selbst die ausgemergelte zur Falte gequetschte Haut am völlig eingefallenen Bauch wird als Feind betrachtet, den es zu bekämpfen gilt. Außerdem hätte sie aussehen wollen wie diese Girls, die die Jeans ihrer 5-jährigen Brüder tragen.

Ich habe gelesen, dass die Magersucht mit einer Sterblichkeitsrate von 15 bis 20 Prozent mehr Opfer fordert als jede andere psychiatrische oder psychosomatische Störung. Über 90 Prozent derer, die eine Essstörung entwickeln, sind junge Frauen und sie werden immer jünger. Das ist doch erschreckend.

UND: Die jungen Männer ziehen nach. Bei vielen spielt die körperliche Erscheinung oder das Gewicht in ihrem Beruf eine Rolle, Tänzer und Turner zum Beispiel, Läufer oder männliche Models und Fliegengewichte, die sich von der Skischanze direkt in die nächste Galaxie katapultieren wollen.

Wer magersüchtig ist, outet sich durch sein Aussehen, anders als Bulimiekranke. In letzter Zeit häufen sich Berichte dazu im Fernsehen. Bulimiekranke stopfen innerhalb kürzester Zeit unglaubliche Mengen in sich hinein, nehmen dann Abführmittel oder erbrechen alles wieder, bevor der Körper überhaupt Zeit hat, Teile der Nahrung zu verarbeiten. Wenn ich mir das vorstelle – immerzu mit dem Kopf über der Toilettenschlüssel. Wie gut, dass ich mich so ungern übergebe.

Kurze Zeit hatte ich allerdings ein bisschen Angst ein ‚Binge Eater' zu sein, weil ich geradezu zwanghaft alle paar Monate die große Chipstüte leer essen muss, die von einer Party übrig geblieben ist. Zum Glück reicht das nicht zum ‚Binge Eating'. Dazu müsste ich, wenn die Berichte stimmen, mindestens zweimal in der Woche einen regelrechten Fressanfall haben.

Erschreckend, wie extrem manche Leute mit ihrer Ernährung umgehen. Da könnte es einen fast trösten, dass essen bei den meisten Menschen zur unbewussten Handlung geworden ist. Obwohl, ein bisschen Aufmerksamkeit kann nicht schaden, vor allem, wenn es um Geschmacksfragen geht.

Essstöru

Essstörungen – eine Zivilisationskrankheit

100.000 Frauen zwischen 15 und 35 Jahren leiden in Deutschland an MAGERSUCHT (ANOREXIE). Circa 10 Prozent der Frauen sterben an ihrer Sucht.

Merkmal der Magersucht ist die Verweigerung ausreichender Nahrungsaufnahme bis hin zu einem starken Gewichtsverlust und Untergewicht, das mindestens 15 Prozent unter dem Normalgewicht liegt. Die Betroffenen leiden unter einer krankhaften Angst zuzunehmen, weshalb sie ihr Gewicht auch durch exzessives sportliches Training kontrollieren.

Rund **600.000 Frauen** in Deutschland leiden an ESSBRECHSUCHT (BULIMIE).

Die Essbrechsucht hat mit der Magersucht die extreme Angst zu dick zu sein gemeinsam. Essbrechsüchtige erbrechen sich jedoch typischerweise nach Essanfällen (engl.: binge eating). Ohne Wert auf Geschmack und Appetitlichkeit der Speisen zu legen, verschlingen sie während einer Essattacke große Mengen an Essbarem. Das Körpergewicht der Personen ist meist unauffällig und liegt im Normalbereich. Dennoch glauben sie viel dicker zu sein als normalgewichtige, gesunde Menschen. Problematisch wird es, wenn durch das häufige Erbrechen Speiseröhre und Zähne geschädigt werden.

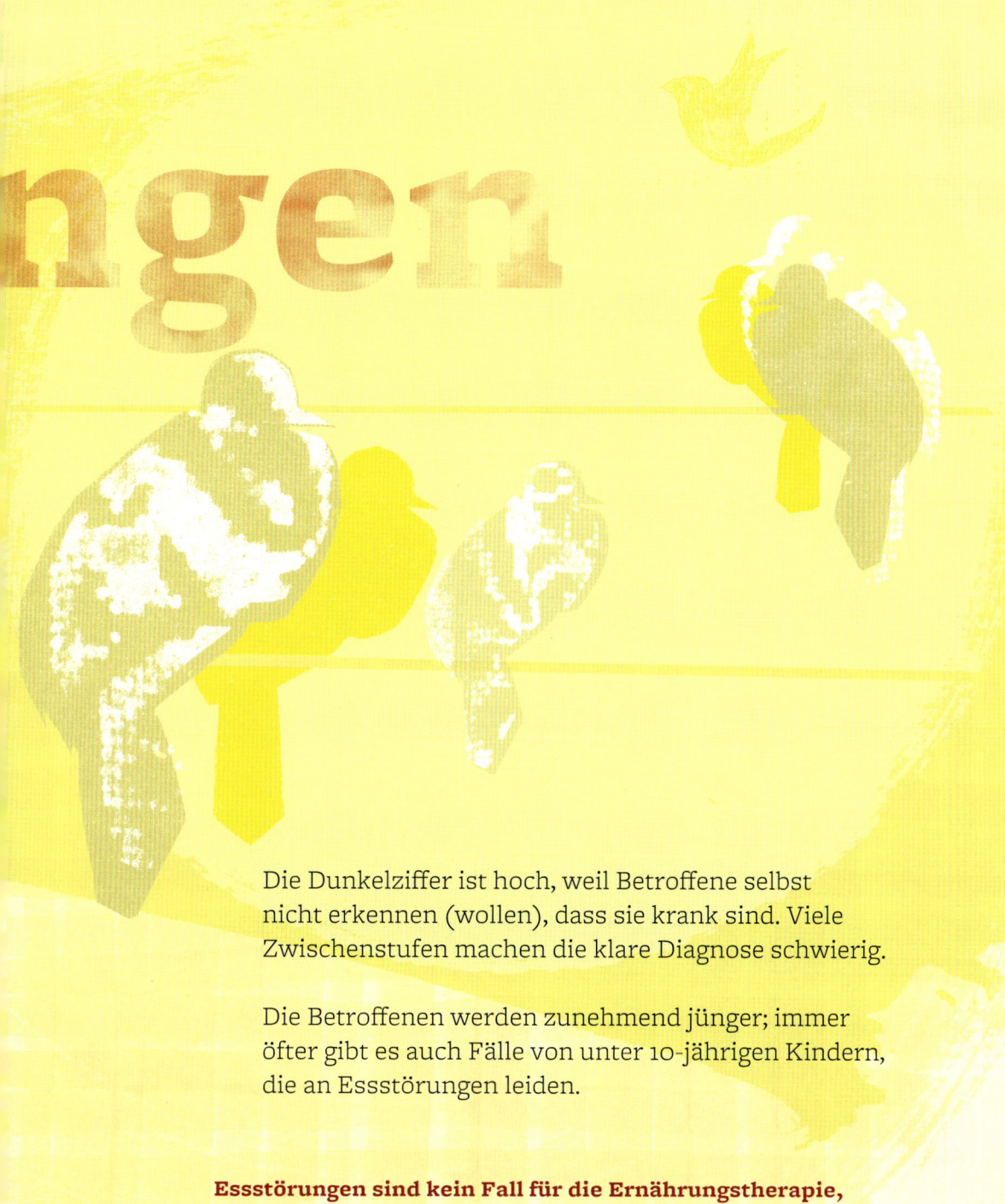

ngen

Die Dunkelziffer ist hoch, weil Betroffene selbst nicht erkennen (wollen), dass sie krank sind. Viele Zwischenstufen machen die klare Diagnose schwierig.

Die Betroffenen werden zunehmend jünger; immer öfter gibt es auch Fälle von unter 10-jährigen Kindern, die an Essstörungen leiden.

Essstörungen sind kein Fall für die Ernährungstherapie, sondern gehören zu den psychotherapeutischen Krankheiten und müssen von erfahrenen Spezialisten behandelt werden.

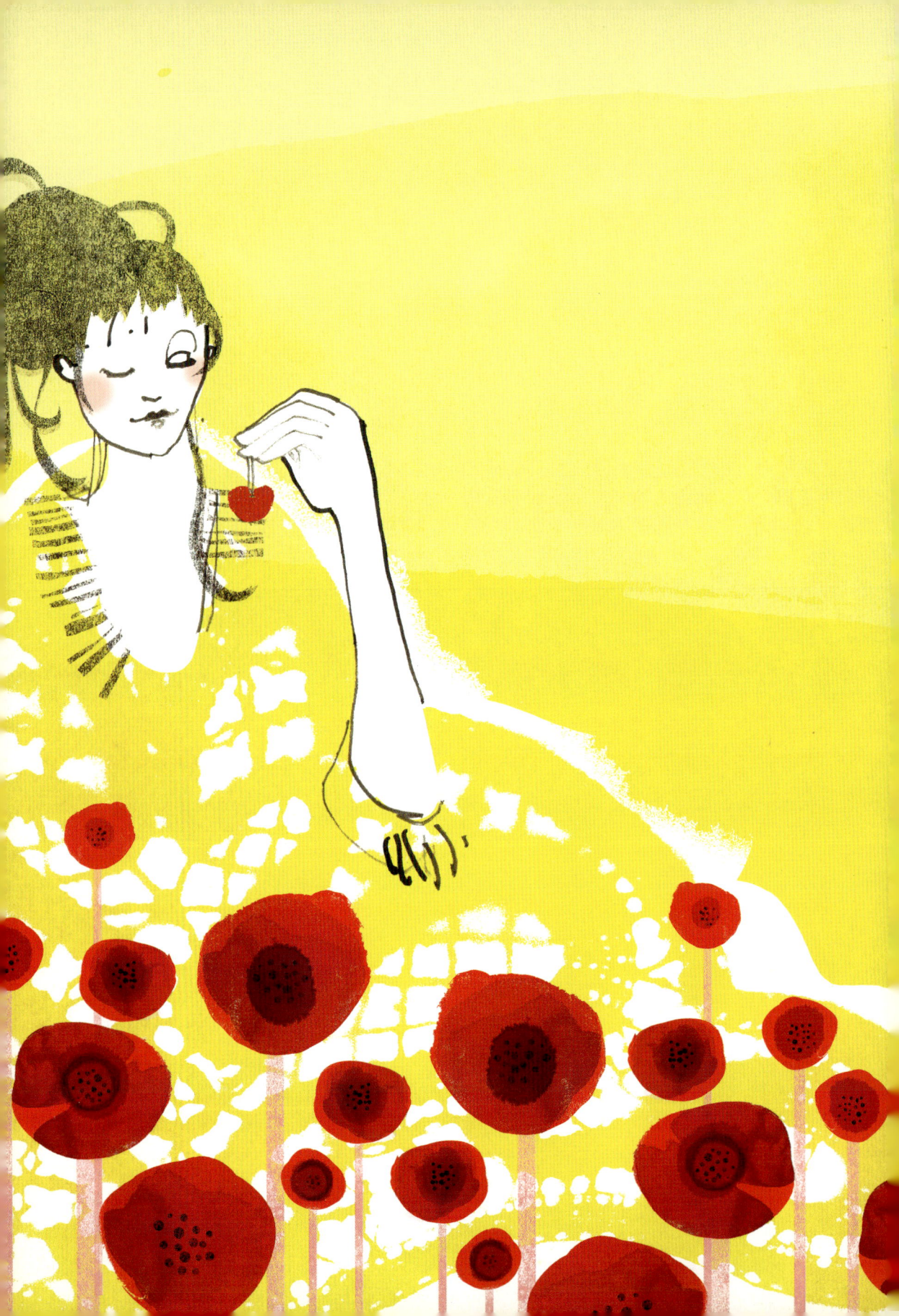

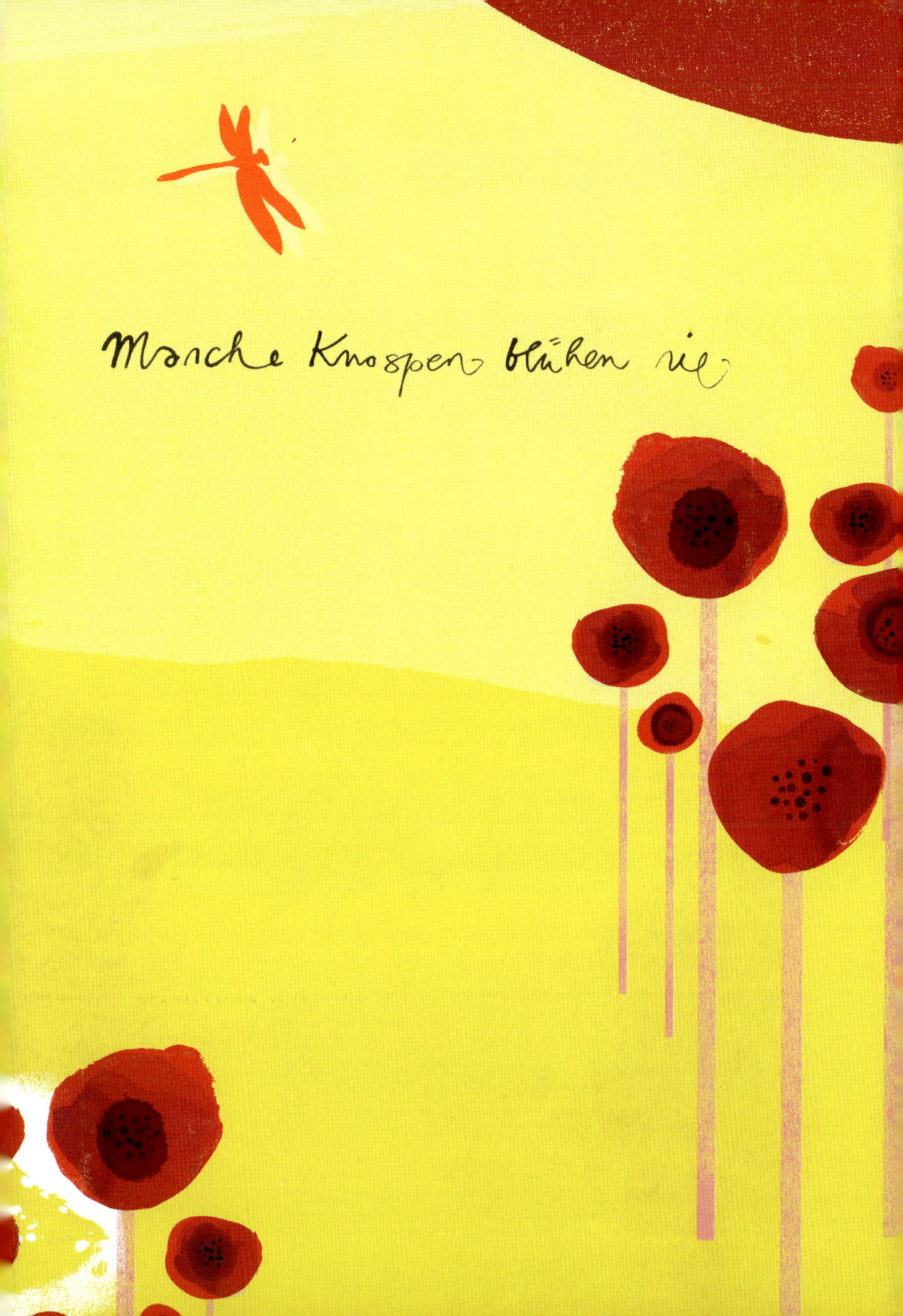

Manche Knospen blühen nie.

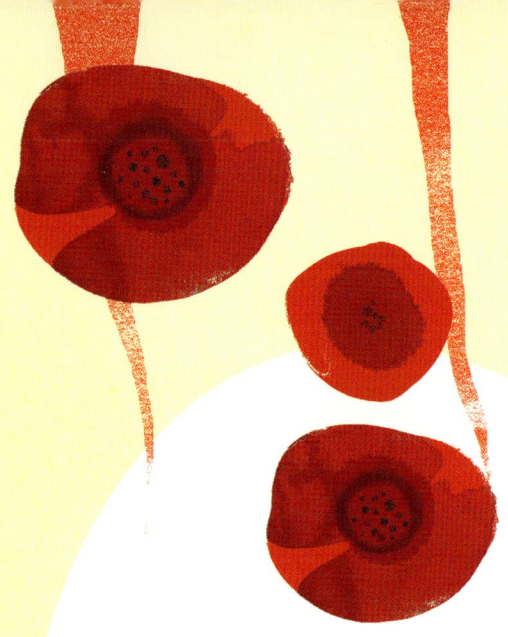
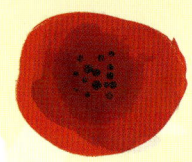

Offenbar kennen viele den Geschmack von unverarbeiteten Lebensmitteln nicht mehr. Wir essen zwar bedenkenlos alles, was da ist, mal auf die Schnelle zwischendurch, aber es soll bitte schön so schmecken wie wir es gewohnt sind, und das muss mit dem ursprünglichen Geschmack nicht viel zu tun haben.

„Je mehr industriell Verarbeitetes wir essen, desto mehr gewöhnen wir uns an standardisierte Geschmäcker, sodass uns schließlich unverarbeitete Lebensmittel fremd anmuten", sagt Friederike und das stimmt. **Meine Mutter zum Beispiel. Als ich sie mit frischer Ananas überraschen wollte, hat sie kurz probiert und mich dann schmallippig gefragt, warum ich nicht die viel besseren und noch dazu billigeren aus der Dose nehmen würde. Wer wisse schon, wo diese Ananas herkomme, womöglich sei sie giftverseucht, so wenig süß wie sie schmecke.**

Cousin Konrad ist auch so einer. Sein Leben lang hat er Fisch nur als Stäbchen gegessen. Im Italienurlaub hatte er sich in einem Restaurant das Tagesmenü bestellt und dann empört die Lokalität verlassen, weil die Dorade noch einen Kopf, aber keinen Panadenmantel getragen hat. Ob Scarlett-Maureen Meier oder Keanu-Orlando Schmidt – schon die Kleinsten sind an allerlei Zusatzstoffe gewöhnt und verziehen entsetzt das Gesicht, wenn einer es wagt, ihnen einen naturbelassenen Joghurt anzubieten.

Auf der anderen Seite geht es natürlich nicht mehr ganz ohne industrielle Verarbeitung, das ist mir klar. Und manches davon nehmen wir einfach so hin, weil wir es gewohnt sind oder weil es gerade angesagt ist, bestimmte Sachen zu essen. Borsäure in Kaviar zum Beispiel. Der gesundheitsschädliche Konservierungsstoff, der laut Lexikon ein Bestandteil von Beiz- und Flammschutzmitteln ist, sei für kein anderes Lebensmittel zugelassen, hat mir ein Kollege erzählt. Und hier auch nur, weil unmöglich irgendjemand so viel Kaviar essen könne, dass er die schädliche Dosis erreicht. Will mal hoffen, dass das stimmt. Dass ich mir ab und zu die Ausscheidungen der weiblichen Lackschildlaus auf der Zunge zergehen lasse, war mir auch ganz neu. Schellack – da denkt unsereins doch nur an Opas Schallplatten oder an Möbelpolitur. Zusammen mit Carnaubawachs wird Schellack aber auch als Überzugsmittel für Schokodragees eingesetzt. Auf der Verpackung steht dann nicht etwa gewachster Schildläusinnenkot, sondern E 904. Wer sich wie ich schon häufiger gefragt hat, wofür Läuse eigentlich gut sind, der weiß es jetzt. Und wer glaubt, nur weil er keine Schokodragees lutscht, wäre fein raus, der täuscht sich – das Überzugsmittel wird auch für Nahrungsergänzungsmittel und manche Pillchen verwendet.

Na ja, wie sagt mein Opi immer:
Hauptsache, es schmeckt.

Den E-904-Schock hat mir Tanja verpasst. Wenn sie an irgendetwas im Leben noch Spaß hat, dann daran, anderen die gute Laune zu verderben. Es gibt ja Hunderte von E-Nummern, oft genug ganz harmlose, aber Tanja findet zielsicher jene, die ihre kostverächtliche Argumentation zementieren. Ich weiß noch, wie sie einmal angewidert zurückgewichen ist, als ich ihr ein Brot mit Schwarzwälder Schinken angeboten habe. Eine haarige Tarantel in meiner Hand hätte sie nicht mehr erschrecken können. Wie ich etwas essen könne, das in tausend Giften geräuchert worden sei. Es folgte ein Vortrag über alle Stoffe, die in diesem Rauch enthalten sind. Asche, Ruß, Teer und Harze, hat sie mich angeblufft, Phenole, Formaldehyd und Benzoapyren seien darin, das mache doch Magenkrebs. Also wirklich, Tanja kann einem gründlich den Appetit verderben. Ein paar Tage später hat sie mir dann alles noch einmal schriftlich vorgelegt – Tanja sammelt Horrormeldungen über Lebensmittel wie andere Kochbücher, alles alphabetisch sortiert in einem Ordner mit einem grässlichen Totenkopf auf dem Rückenschild.

Tatsächlich geht man wohl davon aus, dass die Magenkrebsrate früher deshalb höher gewesen ist, weil die Menschen geräucherte Dinge in weit größeren Mengen gegessen haben als heute. Mussten sie auch, weil es so schicke Sachen wie Kühlschränke noch nicht gegeben hat und vieles durch Pökeln und Räuchern konserviert worden ist. Entsprechend wenig frisches Obst und Gemüse wurde gegessen, es stand einfach nicht das ganze Jahr zur Verfügung.

Mit den paar Scheibchen Schwarzwälder Schinken, die ich so übers Jahr zu mir nehme, scheint mir mein Magenkrebsrisiko doch sehr gering zu sein. Wenn Tanja mich noch einmal so erschreckt, werde ich ihr sagen, dass extrem strengen Rohköstlern die Zähne erodieren und dass **säurehaltige Früchte wie Kiwis oder Ananas ebenfalls Zahnkiller sind,** auch wenn man sie dazu in solchen Mengen konsumieren müsste, dass einem gleichzeitig die Speiseröhre wegätzt – aber das kann ich ja verschweigen.

Zusatzstoffe –
jeder nutzt sie.

ZUSATZSTOFFE WERDEN LEBENSMITTELN ZUGESETZT, UM EINEN BESTIMMTEN EFFEKT ZU ERZIELEN. AUS DER TÄGLICHEN KÜCHENPRAXIS SIND SIE KAUM WEGZUDENKEN: STABILISATOREN WIE SAHNESTEIF, EMULGATOREN WIE DAS LECITHIN IM EIGELB, VERDICKUNGSMITTEL WIE AGAR-AGAR UND VIELE MEHR.

Auf den Produkten finden sich die Zusatzstoffe als „E-Nummern". Ascorbinsäure (Vitamin C) hat z. B. die Nummer E 300, das Backtriebmittel Natron die Nummer E 500. Nicht hinter jedem E versteckt sich also eine Gefahr für die Gesundheit. Zugelassen werden nur Zusatzstoffe, die, abhängig von ihrem Einsatz, als sicher gelten. Produkte mit Stoffen, für die der Gesetzgeber eine besondere Kennzeichnungspflicht fordert, müssen entsprechende Informationen enthalten. Ein Beispiel sind die Azorfarbstoffe, die v. a. in Erfrischungsgetränken, Süßwaren, Speiseeis und feinen Backwaren verwendet werden. Diese Produkte müssen zukünftig den Hinweis enthalten: „kann sich nachteilig auf die Aktivität und Konzentration von Kindern auswirken". Grund dafür sind Bedenken, dass diese Farbstoffe mit dem „Zappelphillipsyndrom" ADHS in Zusammenhang stehen könnten.

Bei manchen Lebensmitteln sind Zusatzstoffe nicht unbedingt notwendig, werden aber für eine schönere Optik trotzdem zugesetzt (zum Beispiel Nitritpökelsalz in Wurstwaren wie Mortadella zur „Umrötung"; ohne Nitritpökelsalz wäre die Wurst grau und unansehnlich, trotzdem könnte sie ohne Bedenken gegessen werden).

Viele Lebensmittel kommen jedoch nicht ohne Zusatzstoffe aus: Schinken zum Beispiel ist mit Nitritpökelsalz gepökelt. Im Gegensatz zur Mortadella macht ihn das besondere Salz nicht nur hübscher, sondern auch hygienisch sicher, haltbar und führt zu seinem typischen Geschmack.

Wer möglichst wenige Zusatzstoffe zu sich nehmen möchte, sollte auf frische, unverarbeitete Lebensmittel zurückgreifen. Wer sich dagegen hauptsächlich von sehr weit verarbeiteten oder schon verzehrfertigen Produkten ernährt, nimmt etwa 20 Gramm Zusatzstoffe pro Tag zu sich.

Eines muss ich Tanja aber doch lassen, sie legt wirklich Wert auf Nahrung in ihrer Ursprungsform. Sieht man sich den modernen Lifestyle an, könnte man schnell den Eindruck gewinnen, Essen sei nur noch gut, wenn es in Form von Pillen oder Flüssignahrung zugeführt wird, ganz so, als bereite sich die gesamte Menschheit darauf vor, demnächst interplanetarisch umzusiedeln. Alles schwört auf Power-Tüten-Kost und Vitaminpillen.

Ich gebe es ja zu, irgendwo in den Tiefen meines Küchenschranks stehen auch zwei Röhrchen mit MULTIVITAMINTABLETTEN. Überall wurde so viel von Vitaminen gesprochen und ich hatte auch dieses schlechte Gewissen, weil ich nicht jeden Tag einen Apfel esse. Natürlich habe ich die Röhrchen in der Apotheke gekauft, weil ich glaubte, mir damit etwas besonders Gutes zu tun. Dass ich dasselbe zum kleineren Preis auch im sonstigen Handel haben kann, ist mir erst aufgegangen, als ich sowieso schon entschieden hatte, dass ich keine NAHRUNGSERGÄNZUNG brauche. Friederike hat das schön auf den Punkt gebracht: „Du bist nicht krank, Coralie. Und schwanger bist du auch nicht."

Außerdem habe ich erfahren, dass jeder Hersteller seine eigene Rezeptur verwendet und dass manche Präparate sehr hoch dosiert sind. Und was für den einen Körperteil gut ist, muss dem anderen noch lange nicht gefallen. Die Kombination von Calcium und Vitamin D zum Beispiel soll zwar zu weniger Hüftknochenbrüchen führen, dafür häufiger zu Nierensteinen. Da muss man sich dann entscheiden, ob man lieber humpeln oder im Krampf zusammenbrechen will.

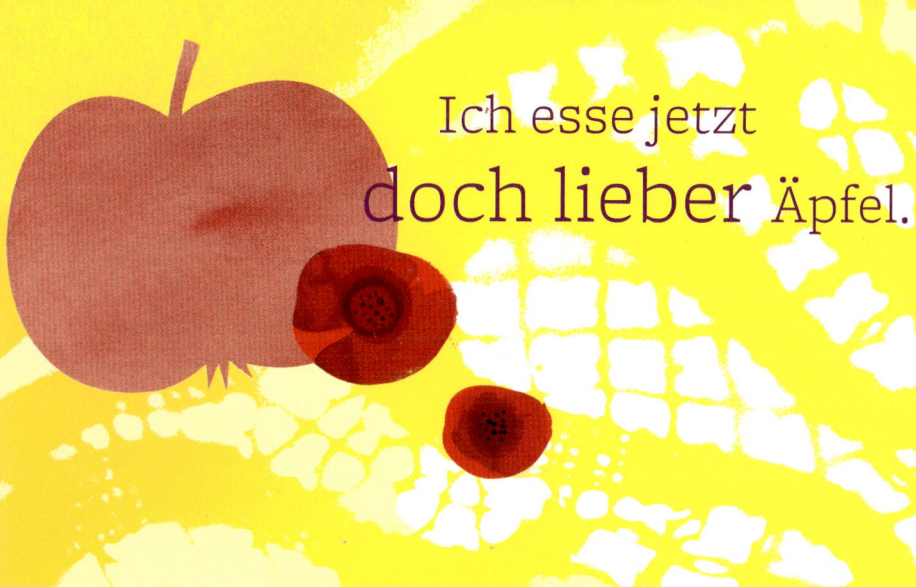

Ich esse jetzt
doch lieber Äpfel.

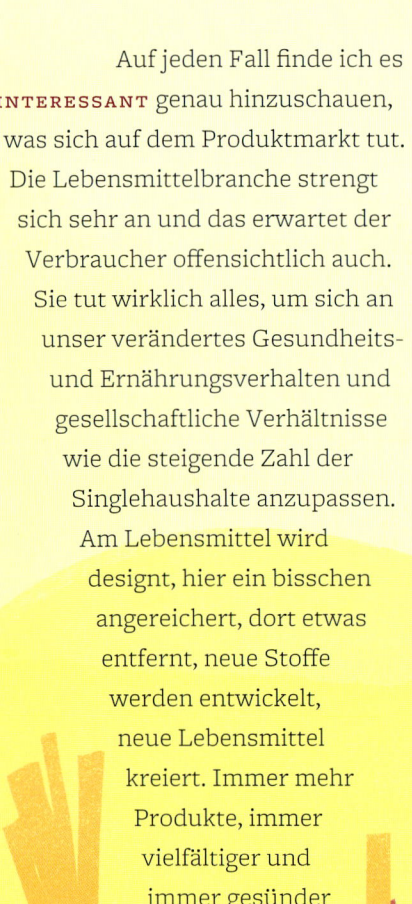

Auf jeden Fall finde ich es INTERESSANT genau hinzuschauen, was sich auf dem Produktmarkt tut. Die Lebensmittelbranche strengt sich sehr an und das erwartet der Verbraucher offensichtlich auch. Sie tut wirklich alles, um sich an unser verändertes Gesundheits- und Ernährungsverhalten und gesellschaftliche Verhältnisse wie die steigende Zahl der Singlehaushalte anzupassen. Am Lebensmittel wird designt, hier ein bisschen angereichert, dort etwas entfernt, neue Stoffe werden entwickelt, neue Lebensmittel kreiert. Immer mehr Produkte, immer vielfältiger und immer gesünder sollen sie sein.

Würde mich nicht wundern, wenn schon bald das **Brot für die Frau im Klimakterium** den Markt erobert oder die **Mettwurst für sportive Jung-manager,** in Kapselform, als Kaugummi oder als Shake.

Muss das sein?

NEIN, DENN ...

- gesunde Menschen decken ihren Vitamin- und Mineralstoffbedarf ausreichend über eine ausgewogene Ernährung.

- gerade junge, sportliche und gestresste Menschen mit höherem Bildungsstand und ausgeprägtem Gesundheitsbewusstsein, bei denen die Pillen besonders im Trend liegen, ernähren sich meist sowieso schon ausgewogen und vitaminreich.

- es ist bisher unbekannt, ob isolierte Vitamine und Mineralstoffe die gleichen positiven Effekte auf den Körper haben wie solche, die in komplexen Lebensmitteln vorkommen.

- hoch dosierte Vitamine können auch schaden. So musste vor einigen Jahren eine Studie abgebrochen werden, in der Raucher hohe Dosen ß-Carotin, eine Vorstufe von Vitamin A, erhielten. Nicht nur, dass der erhoffte positive Effekt ausgeblieben ist. Im Gegenteil: Das Krebsrisiko der Raucher war durch die hohe Dosierung noch weiter angestiegen.

In einigen medizinisch begründeten Fällen (*zum Beispiel bei Schwangeren, Älteren, Patienten mit Krebs oder AIDS*) kann die Einnahme von **bestimmten Nahrungsergänzungsmitteln** sinnvoll sein. Sie sollte aber in jedem Fall zunächst mit dem behandelnden ARZT besprochen werden.

Ansichtssachen

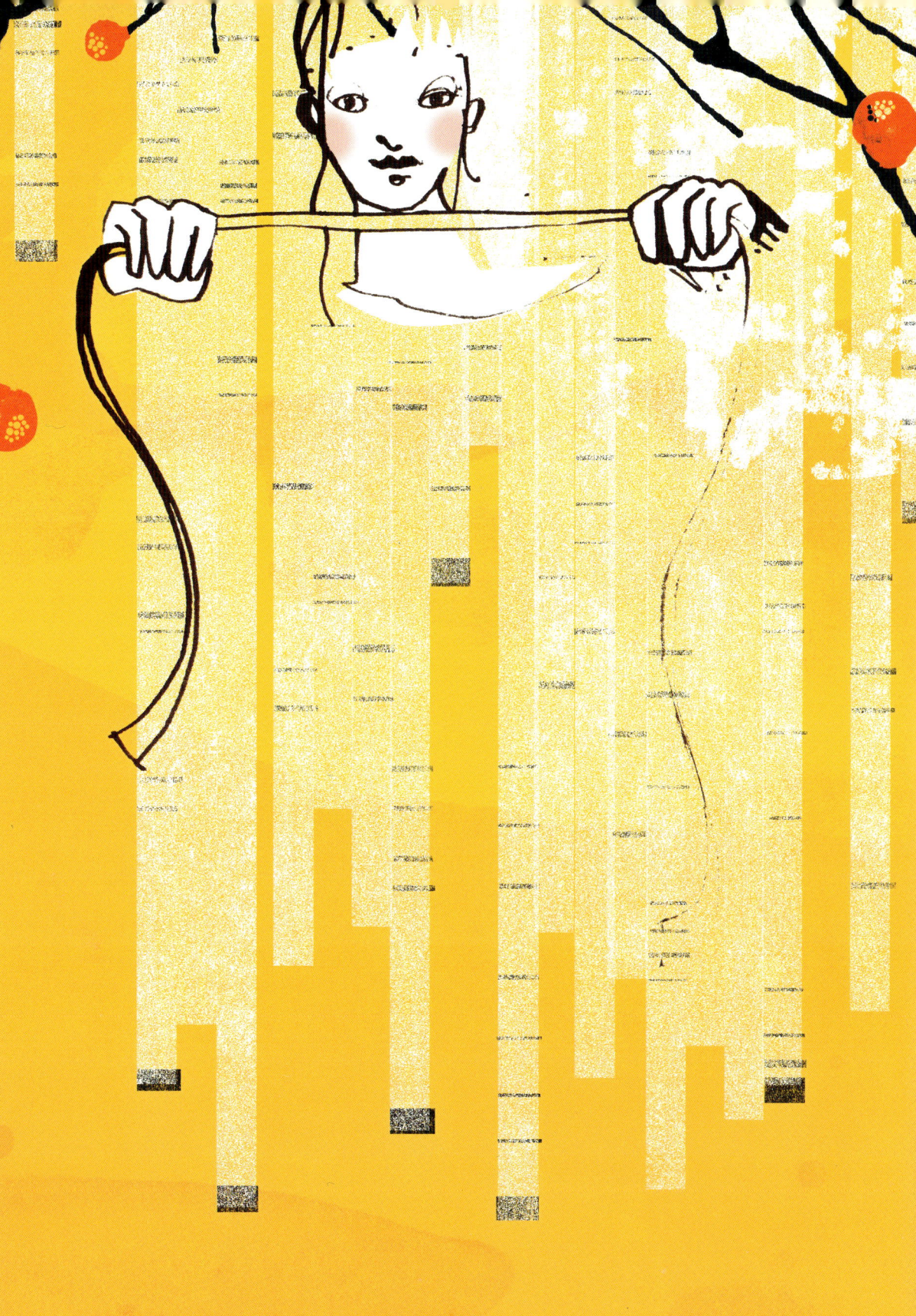

Es wundert mich nicht, dass bei all den Wissenschaften und Welt-
anschauungen, die unser Leben so kompliziert machen, manche
Menschen glauben, sie müssten mit ihrer Ernährungsweise morali-
sche oder gesellschaftspolitische Standpunkte demonstrieren. Solche
Bekenntnisse kann man sich natürlich nur leisten, wenn man im
Übermaß zu essen hat. Deshalb sorgen wir uns hierzulande auch eher
darum, was wir essen.

„Wer heute vegetarisch lebt, ist meist Überzeugungstäter aus ethi-
schen, ästhetischen, religiösen oder spirituellen Gründen", sagte Friederike, als wir vor ein paar Tagen im Steakhouse saßen. Ich kann mir
das gut vorstellen. Vielleicht hat einer einmal einen Bericht über diese
grässlichen Tiertransporte gesehen, vielleicht hat ihm einfach eines
Tages ein Kälbchen unschuldig süß in die Augen geblickt, möglicherweise verbietet es sein Glaube. Oder es ging ihm wie mir, damals, als
ich zwölf war und gesehen habe, wie sie Gertrudchen im heißen Topf
verwursteten. Getrudchen war das Lieblingsschwein meiner Jugend-
freundin Susanne, ihren Eltern gehörte der letzte Bauernhof in dem
Dorf, in dem ich aufgewachsen bin.

„Bei vielen jungen Mädchen ist das quasi eine Pubertätserscheinung",
erläuterte mir Friederike, während sie genüsslich auf ihrem Steak kau-
te. „Wem ich einen Namen gebe, den esse ich nicht auf. Das gibt sich
aber meist mit den Jahren. Echte Vegetarier sind da anders."

„Du bist, was du isst."

VEGETARIER essen nicht nur
kein Fleisch, sondern drücken über ihren
Ernährungsstil die Zugehörigkeit zu einer sozialen
Gruppe aus. Im fleischlosen Essen spiegelt sich ein
ganzer Lebensstil wider: Die Art sich zu kleiden, zu wohnen
und zu konsumieren hebt sich von anderen deutlich ab.

Den SOZIALEN STATUS kann man ebenfalls über den
Ernährungs- und Lebensstil nach außen kommunizieren.
So verzehren Menschen aus oberen sozialen Schichten
gerne exklusive, exotische und seltene Lebensmittel,
die einen gewissen Preis haben.

Wie durch die Auswahl von KLEIDUNG UND
SCHMUCK, grenzen wir uns auch über unser
Essverhalten gegenüber anderen ab.

Da hat sie wohl recht. Zweieinhalb Jahre hatte ich nach dem hinterlistigen Mord an Gertrudchen konsequent auf Fleisch und Wurst verzichtet. Dann verliebte ich mich zum ersten Mal – in einen Schnitzelfan, und plötzlich fand ich Schweinefleisch gar nicht mehr so schlecht. Grundsätze hat man halt nur, solange sie ins Konzept passen. Etwas anderes ist es mit dem, was mich tatsächlich ekelt. Eigenartigerweise weiß ich oft nicht, warum das so ist. Mir reichen manchmal Bilder. Aborigines, die weiße Maden essen, ein Marktstand in Asien mit Schaben-Allerlei, ein Hammelkopf im Sud. Nichts von dem habe ich je selbst probiert, trotzdem genügt ein flüchtiger Blick samt Gedanke und mein Körper schaltet auf Abwehr. Den meisten Leuten um mich herum geht es so. Womöglich stecken wir uns nur gegenseitig an, bestimmt sogar. Wäre ich Inderin, würde ich Kühe nicht braten, als Moslemin fände ich Schweinefleisch ganz furchtbar und als Inuit käme mir Robbe und Eisbär auf den Tisch. Alles denkbar. Fast alles. Kultur hin, Gesellschaft her, bei Hermann hört der Spaß auf. Wenn ich einmal nach China reise, bleibt der Hund zu Hause.

Weiße Maden sind lecker!
Oder nicht?

WEISSE MADEN, REGENWÜRMER und HEUSCHRECKEN stehen nicht auf deutschen Speisekarten, gelten hierzulande als nicht essbar und erregen schnell ein Gefühl von Ekel und Abwehr. In Thailand beispielsweise werden diese Tiere, meist frittiert, gewürzt und aufgespießt, an jeder Straßenecke angeboten und mit großem Genuss verzehrt.

Welche Nahrung wo als essbar oder nicht essbar gilt, beruht zum einen auf der Anpassung der Menschen an die natürlichen Gegebenheiten des Landes. Zum anderen haben wir über eine „kulturelle Bewertung" der Lebensmittel unsere Essweise selbst bestimmt und erschaffen. In Regionen, in denen die Auswahl an Essbarem sehr gering war, wurde trotzdem nicht alles gegessen. *So sind traditionelle, landestypische Gerichte entstanden, die wir von Kindesbeinen an kennen und die unsere Geschmackspräferenzen beeinflussen.*

Doch man muss nicht die ganze Welt erkunden, um herauszufinden, was einen am Essen ekeln könnte.

Dass ich heute jedes Fitzelchen Fett vom Fleischrand schneide, hat definitiv mit meinen Eltern zu tun, und die haben immer nur im Schwarzwald Urlaub gemacht. **Bei uns wurden die Teller leer gegessen, egal ob man ein Essen mochte oder nicht.** **Ich hatte da nicht mitzureden, im Gegenteil.** Einmal haben mir meine Eltern mit holzigem Spargel demonstriert, wer die Chefs im Hause sind. Bis zum späten Nachmittag musste ich am Tisch sitzen, bis auch das letzte harte Spargelstück in meinem Mund verschwunden war. So etwas kam durchaus öfter vor. Die QUÄLEREI hatte erst ein Ende, als ich mich mit sechs Jahren in einer kalten Winternacht, nur mit einem dünnen Nachthemd bekleidet, schreiend im örtlichen Kinderheim angemeldet habe. Dafür schämt sich meine Mutter heute noch. Wo sie es doch immer nur gut mit mir gemeint hat. Das glaube ich sogar, schließlich gab es jeden Mittag Nachtisch. *Ich denke, sie hat es einfach nicht besser gewusst* und man darf auch nicht vergessen, dass sie in ihrer Kindheit erleben musste, was es bedeutet, wenn man nicht satt zu essen hat.

Spargel gehörte später auf meine Liste der verbotenen Lebensmittel genau wie Fleischfettränder, Schwarzwurzeln, Grünkohl, Bratheringe, Quittenmus und Königsberger Klopse. Wäre Michael mir nicht begegnet, würde ich wohl heute noch keinen Spargel essen, was ich sehr, sehr schade fände.

ALLERDINGS – VIELES VON DEM, WAS ICH SCHON ALS KIND KENNENGELERNT HABE, ESSE ICH NACH WIE VOR GERNE. Kartoffelpfannkuchen zum Beispiel. Bei Hühnerbeinen werde ich sogar ein bisschen nostalgisch, mein Opa hat sie sich früher immer in seine großen Ohren gesteckt und Grimassen geschnitten, natürlich nur, wenn seine Tochter gerade nicht hingesehen hat.

DAS SAUCE-BÉARNAISE-PHÄNOMEN
Bestimmte Lebensmittel essen wir nicht (mehr).

Warum eigentlich?

Nehmen wir die Geschichte von Herrn Kluge
und seiner Frau, auch bekannt als Sauce-Béarnaise-
Phänomen: Beide hatten Spargel mit eben jener Sauce
gegessen. In der Nacht wurde Herr Kluge wach. Ihm war
schrecklich übel. Während er sich ins Badezimmer quälte,
schlummerte seine Frau weiter wohlig vor sich hin. Auch am
nächsten Morgen war sie guter Dinge, ganz anders als ihr Mann. Am
Essen konnte es nicht gelegen haben, dass Herr Kluge litt. Zumal beide
gehört hatten, dass eine ansteckende Darmgrippe floriert. Trotzdem
führte Herr Kluge seinen schlechten Zustand auf das Essen zurück und
machte wider besseres Wissen die Sauce Béarnaise für seine missliche Lage
verantwortlich. Nachhaltig. Noch viele Jahre später fand Herr Kluge den
Geschmack der Sauce **ekelhaft.**

**Solche gelernten Abneigungen sind besonders wirksam, auch wenn
die Sauce nichts mit der Übelkeit zu tun hatte. Ein einmaliges
Erlebnis genügt, um die negativen Folgen im Gehirn zu verankern.
Das Ergebnis ist eine jahrelange Abneigung.** DIESE REAKTION
STELLT VERMUTLICH EINEN EVOLUTIONSBIOLOGISCHEN SCHUTZ DES
KÖRPERS VOR POTENZIELLEN ERKRANKUNGEN DAR. Beim Essen
nimmt der Mensch „fremde Materie" zu sich und deshalb
besteht hier eine besonders hohe Gefahr, gegen die sich
solche genetisch verankerten Schutzmechanismen
ausgebildet haben.

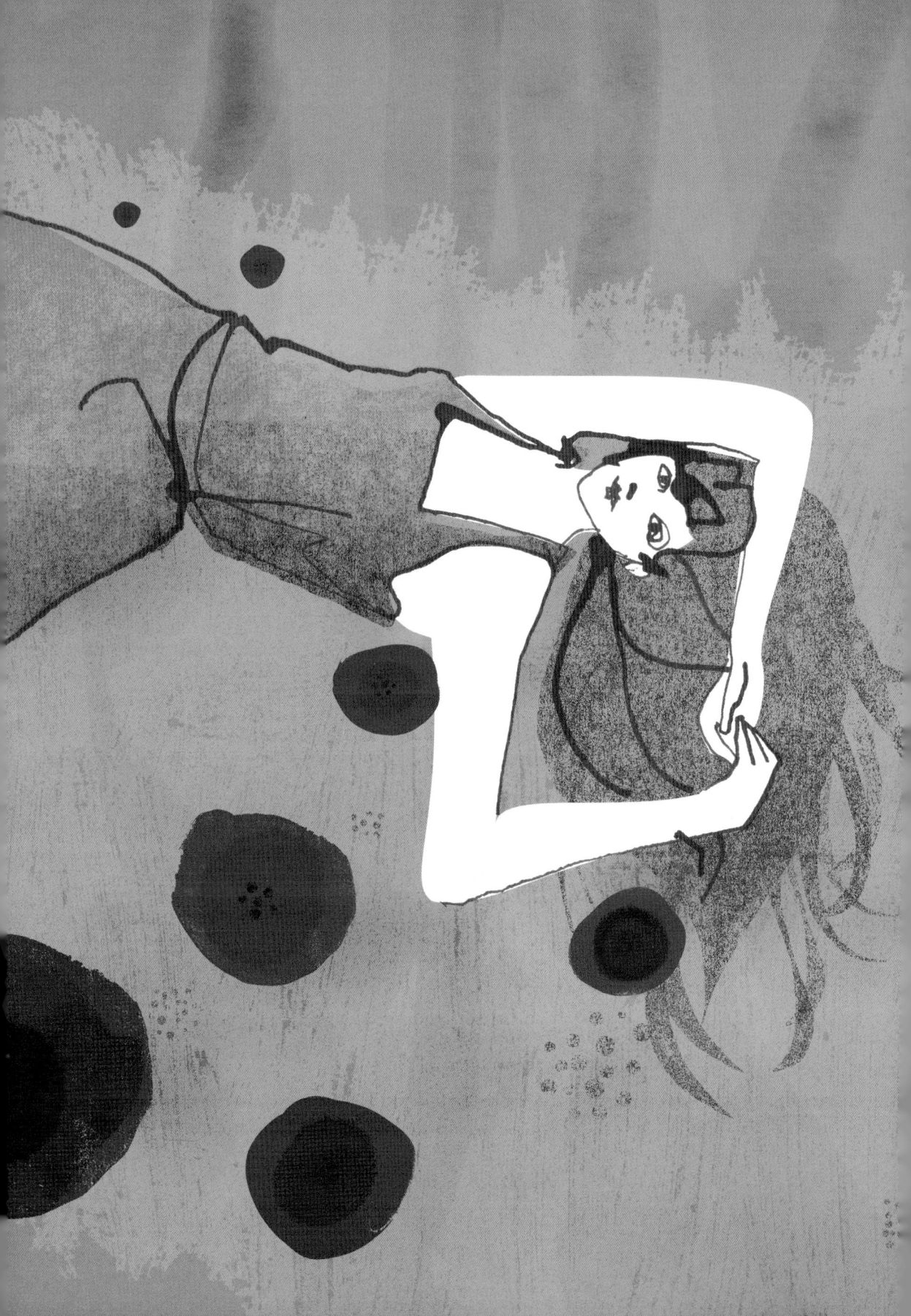

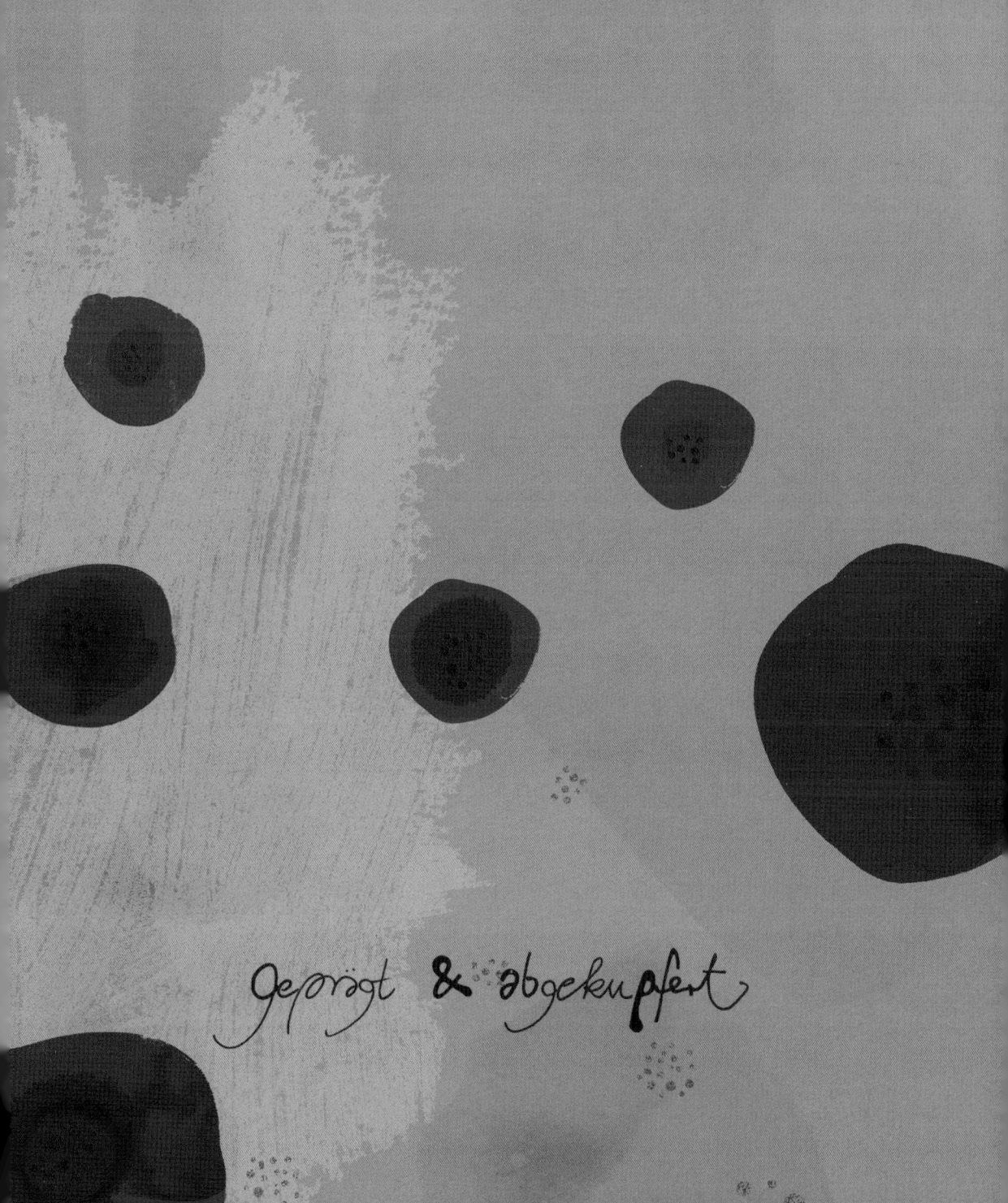

geprägt & abgekupfert

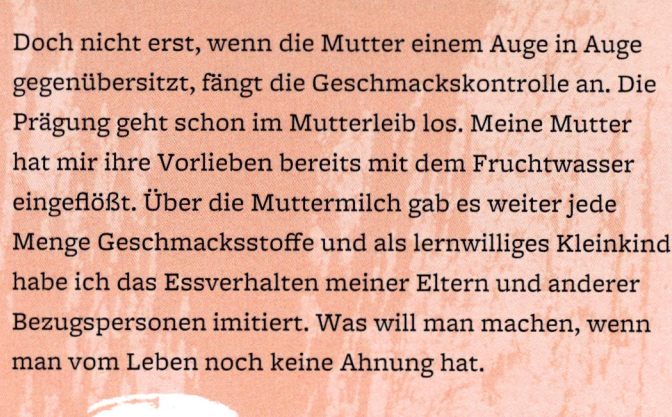

Doch nicht erst, wenn die Mutter einem Auge in Auge gegenübersitzt, fängt die Geschmackskontrolle an. Die Prägung geht schon im Mutterleib los. Meine Mutter hat mir ihre Vorlieben bereits mit dem Fruchtwasser eingeflößt. Über die Muttermilch gab es weiter jede Menge Geschmacksstoffe und als lernwilliges Kleinkind habe ich das Essverhalten meiner Eltern und anderer Bezugspersonen imitiert. Was will man machen, wenn man vom Leben noch keine Ahnung hat.

Kaum unterwegs
und schon Geschmack

Bereits ab der 9. Schwangerschaftswoche (nach circa 56 Tagen; der Fötus ist etwa 8 Zentimeter groß und etwa 30 Gramm schwer) ist die Zunge des Föten so weit ausgebildet, dass er erste Geschmackseindrücke, die durch das Fruchtwasser aufgenommen werden, erhält. Da das Fruchtwasser Geschmacksstoffe aus der Nahrung der Mutter beinhaltet, gewöhnt sich der Fötus während seiner Entwicklungsphase im Mutterleib an deren Geschmacksvorlieben.

Auch nach der Geburt „erinnert" sich der Säugling an diese Geschmackseindrücke. Über die Muttermilch nimmt er ebenfalls wieder Geschmacksstoffe aus der Nahrung der Mutter auf.

Untersuchungen lassen die Vermutung zu, dass eine vielfältige und abwechslungsreiche Ernährung der Mutter vor und nach der Geburt dazu führen, dass Kleinkinder aufgeschlossener gegenüber „neuen" Lebensmitteln und Geschmäckern sind.

Von Anfang an lernt man doch, dass essen mit

Liebe verbunden ist. An Mamas Brust ist es schön kuschelig und warm und sicher. Später essen wir manchmal nur deshalb, weil Mutti sich doch so viel Mühe gegeben hat oder weil Paps auch ordentlich reinhaut.

In puncto Ernährung war es mit meinem Freigeist lange Zeit nicht weit her. Die frühe Prägung war so stark, dass sie mein Ernährungsverhalten bis ins Erwachsenenalter bestimmt hat. Das wird mir gerade so richtig bewusst, obwohl ich den Fittichen meiner Eltern schon lange entflohen bin. Allerdings, wenn ich so darüber nachdenke, bin ich immer noch nicht Herrin meiner selbst. Dazu müsste ich aus meinem kulturellen Käfig ausbrechen und sehr aufpassen, dass ich im nächstbesten nicht gleich wieder eingesperrt werde.

Lieblingsspeise –
für immer?

Jeder kennt die Vorfreude auf das Essen und den Genuss, wenn man sich mal wieder seine Lieblingsspeise gönnt. Gerade bei Kindern ist auch das Phänomen bekannt, dass sie ihre Lieblingsspeise (wahlweise Nudeln mit Tomatensauce oder Pizza) am liebsten jeden Tag essen möchten.

HÄUFIGER VERZEHR IN KURZER ZEIT FÜHRT ALLERDINGS OFT DAZU, DASS WIR UNS AN UNSEREM LIEBLINGSGERICHT REGELRECHT „SATT ESSEN". Die Lust an der Lieblingsspeise vergeht uns und gleichzeitig entwickeln wir eine Vorliebe für andere Geschmacksprofile. Die Reaktion hat einen handfesten biologischen Hintergrund: Intuitiv bringen wir Abwechslung in den Speiseplan und sorgen so für eine gesunderhaltende Ernährung.

Ihre Lieblingsspeise bleibt also nur Ihre Lieblingsspeise, wenn Sie sie nicht ständig genießen.

In Mexiko habe ich kleine Kinder mit leuchtenden Augen gebratene Agavenwürmer und geröstete Heuschrecken essen sehen, dazu Escamoles, das sind Ameisenlarven im Kokon, allesamt leckere Delikatessen – in Mexiko. In Deutschland finden die Menschen die Vorstellung, Insekten und Würmer zu essen, sonderbar und die wenigen Ausnahmen, die im heimischen Wald für teures Geld zwei Tage durch wildschweingepflügten Matsch robben und abends am Lagerfeuer grüngesichtig Regenwürmer lutschen, sind in der Regel Teilnehmer von Hardcore-Manager-Seminaren, masochistische Sinnsucher oder Typen auf der Suche nach dem Extrakick.

Sensation-Seeker oder Neophobiker?

LIEBEN SIE DAS ABENTEUER AUF DEM TELLER UND PROBIEREN SIE GERNE NEUE LEBENSMITTEL UND SPEISEN AUS?

Haben Sie außerdem eine Vorliebe für Knuspriges, Knackiges, Scharfes und Saures? Ein neuer Gaumenkitzel wird für Sie aber schon bald wieder langweilig und die Suche nach neuen Sinneseindrücken geht weiter?

Treffen diese Punkte auf Sie zu, dann sind Sie mit hoher Wahrscheinlichkeit ein SENSATION-SEEKER – ständig auf der Suche nach neuen Esserlebnissen. Dem Sensation-Seeker steht ein sehr breites Spektrum an Lebensmitteln zur Verfügung, was die Versorgung mit allen wichtigen Nährstoffen begünstigt.

ODER SIND SIE EHER SKEPTISCH GEGENÜBER NEUEN LEBENSMITTELN? Greifen Sie lieber auf die gewohnten Speisen zurück, die Sie aus Ihrer Kindheit kennen?

Nach mehrmaligem Probieren – erst mit Widerstand verbunden – kommt es doch vor, dass Sie etwas Neues lecker finden und wieder essen? Dann zählen Sie wohl mehr zu den NEOPHOBIKERN (neo = neu; phobic = Angst), die wenig Neuerungen auf dem Speiseplan zulassen.

Ob Sie nun zu dieser oder jener Gruppe gehören, ist genetisch veranlagt. Jeder Mensch hat eine bestimmte Menge an Stresshormonen im Blut. Beim Sensation-Seeker ist die Konzentration des „Stress- und Aufputschhormons" Adrenalin im Blut deutlich niedriger als beim Nicht-Sensation-Seeker. Diese niedrige Adrenalinmenge löst ein Verlangen nach Aufregung aus. Ein Sensation-Seeker schafft sich „Adrenalinkicks", um in den „optimalen Bereich" zu kommen.

Es ist schon ein Unterschied, ob ich mich als Erwachsene kulinarisch mit einem fast fingerdicken Wurm anfreunden soll oder ob dieser mir schon püriert im Babybrei verfüttert worden ist. Damit erklärt sich wohl auch, warum Kinder meist lieben, was auch ihre Eltern mögen, selbst wenn es um Heuschrecken geht. Zwar soll die Liebe zu Süßem und die Abneigung gegen Scharfes und Bitteres genetisch mitbestimmt sein, aber der Rest ist wohl Prägung. Ein Kind, das niemals frisches Gemüse kennengelernt hat, wird es später im Erwachsenenalter sicher nicht gleich gerne essen. Die Schokolade als „Trösterchen" in Kindertagen kann dann schnell zur kalorienreichen Therapeutin werden. Überhaupt glaube ich, dass es eine gefährliche Sache ist, Essen an Gebote und Verbote zu knüpfen.

Ich war geradezu spezialisiert darauf, Verbote zu umgehen. Schnell noch ein Stück Schokolade nach dem Zähneputzen heimlich unter der Bettdecke, eine Zigarette mit der Clique im Gebüsch hinter der Schule, Trampen, den Freund treffen statt die Freundin und was man sonst so alles macht, wenn man als halbreife Tomate unterwegs ist. Risiken haben einfach einen starken Reiz. Am Badesee beobachte ich an heißen Sommertagen immer wieder Bluthochdruckkandidaten mit Fassbauch und feuerroten Schädeldecken, die nach einer Giga-Currywurst mit doppelt Pommes vom Bierflaschenhals weg kopfüber ins eiskalte Wasser platschen, wohl in dem Glauben, sie sähen dabei aus wie die muskelhübschen Felsspringer aus der Duschgelwerbung. Ich bin wirklich froh, dass sich Michael nicht derart blöd verhält. Er wird nicht als aufgedunsene Wasserleiche enden.

Oder diese ambitionierten Pilzsammler mit ihren laminierten Pilzführern überall im Wald, die zu Hause den gesamten Freundeskreis in Lebensgefahr bringen. Der Mensch ist einfach irre. Gegen jedes Restrisiko versucht er sich teuer zu versichern, dann sitzt er angeödet vom kontrollierten Gang des Lebens auf seinem policegeschützten Allerwertesten, fühlt sich satt und seltsam leer und entdeckt ganz plötzlich den großen Abenteurer in sich. Ganze Nationen können davon betroffen sein.

In Japan findet man es zum Beispiel schick, Fugu zu essen. Mein Bruder Tobias, der es unendlich liebt, mir Schauer über den Rücken zu treiben, hat mir das bei seinem letzten Besuch begeistert und haarklein erklärt, während er meinen frischen Sushi-Einkauf verschlungen hat. Der Fugu gehört zur Familie der Kugelfische, Meeresbewohner, die nicht nur vorwärts und rückwärts schwimmen können; sie enthalten auch ein Nervengift, das tollkühnen Genießern die einmalige Option bietet, gelähmt, aber bei vollem Bewusstsein den eigenen Erstickungstod zu erleben, sofern ihnen nicht schon vorher das Herz stehen geblieben ist. Die gesundheitlich unbedenkliche Zubereitung des Fisches ist eine hohe Kunst, die in Japan nur von Menschen ausgeübt werden darf, die die Lizenz zum Fugu besitzen. Genehmigungspflichtig wurde das Ganze, weil zuvor sehr viele Fugu-Liebhaber ins Reich der toten Fischfans abgeglitten sind.

Andernorts will man zwar nicht gleich sterben, riskiert aber gerne einmal eine ganze Hochzeitsgesellschaft ins Dunkel der Welt zu schicken, weil man beim Destillieren des hochprozentigen Festivitätenwassers versäumt hat das Methanol zu entfernen, ein starkes Nervengift, das zur Erblindung führen kann. Während der Alkoholprohibition in den USA soll das auch häufiger vorgekommen sein.

„In der Not frisst der Teufel Fliegen, mein Zwiebelchen",

hat mein Opa gesagt, als er mir vor Jahren von den illegalen Schnapsbrennern in Amerika erzählt hat.

Ahnungslos auf Droge
Mögen Sie Mohnschnecken oder Mohnkuchen?

Dann sollten Sie wissen, dass so ein leckeres Teilchen vom Bäcker es in sich haben kann: Der verwendete Backmohn stammt aus derselben Pflanze, aus der auch Opium gewonnen wird. Bei der Ernte gelangt Opium auch in die sonst opiumarmen Mohnsamen, die gemeinhin für Mohngebäck verwendet werden. Der Opiumgehalt von Mohnsamen in Lebensmitteln ist somit starken Schwankungen ausgesetzt. In einzelnen Produkten wurden Werte nachgewiesen, die bei einem Verzehr von zwei Stück Mohnkuchen zur Überschreitung der maximal tolerierbaren Opiumdosis führten. Die Folgen: verminderte Reaktionsfähigkeit und möglicherweise Führerscheinentzug, sofern Sie im Straßenverkehr auffällig werden und in eine Polizeikontrolle geraten.

Insbesondere Schwangere und Stillende sollten lieber auf mohnhaltige Speisen verzichten, da Opium dem Embryo schaden kann und auch in die Muttermilch übergeht. **Bei Säuglingen und Kleinkindern können geringe Dosen ausreichen, um eine Verminderung der Atemfrequenz und des Reaktionsvermögens oder Übelkeit auszulösen.**

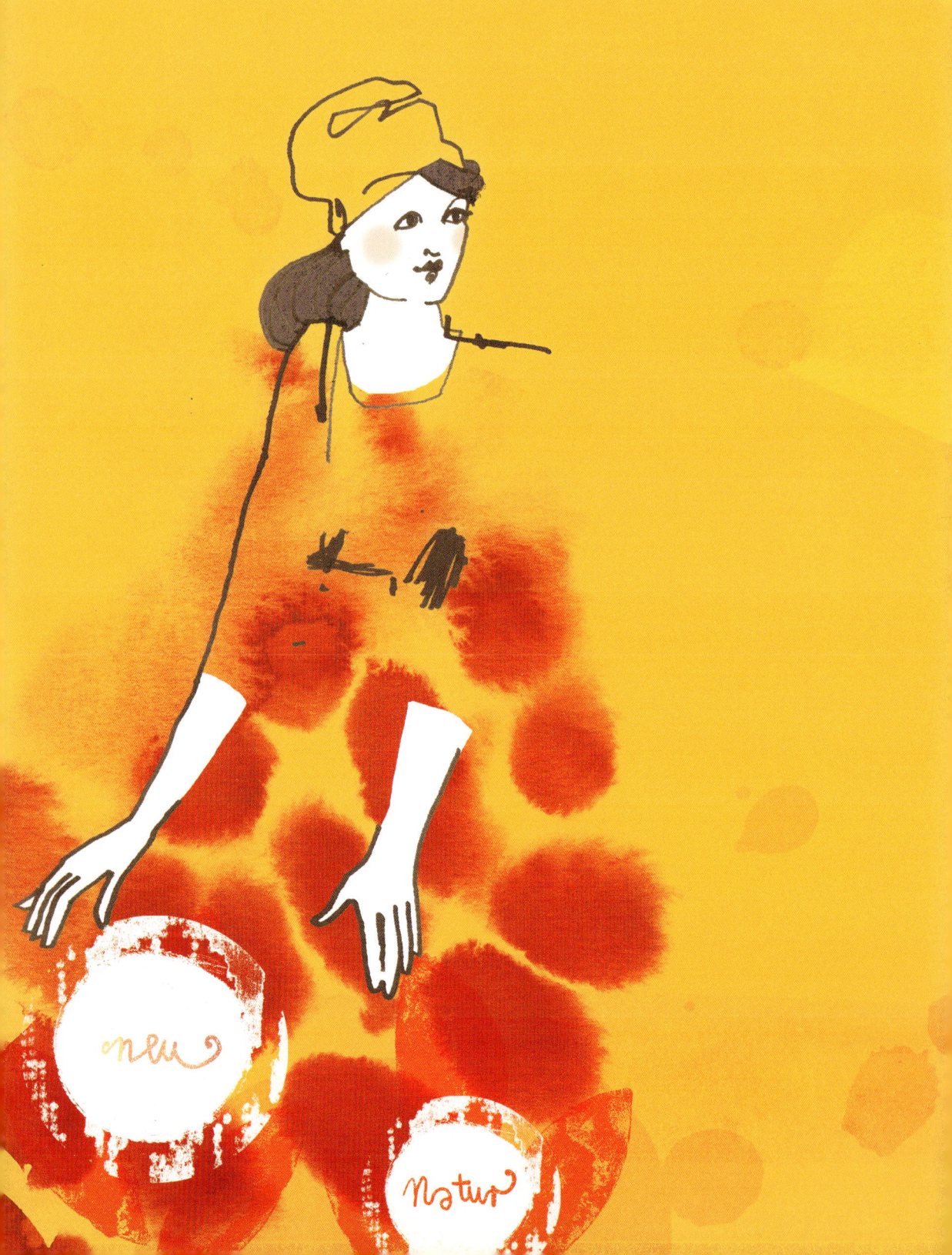

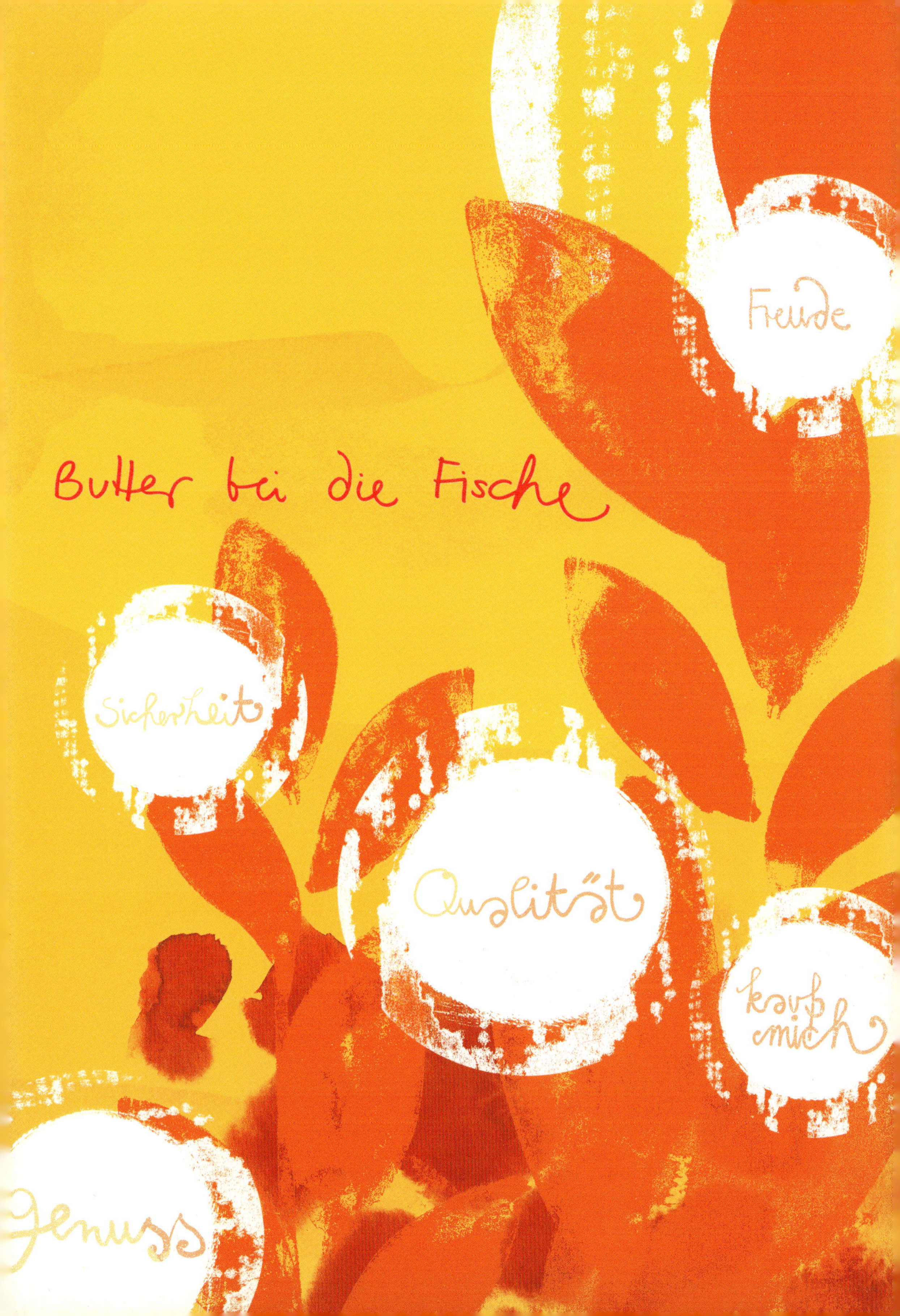

Freude

Butter bei die Fische

Sicherheit

Qualität

kauf mich

Genuss

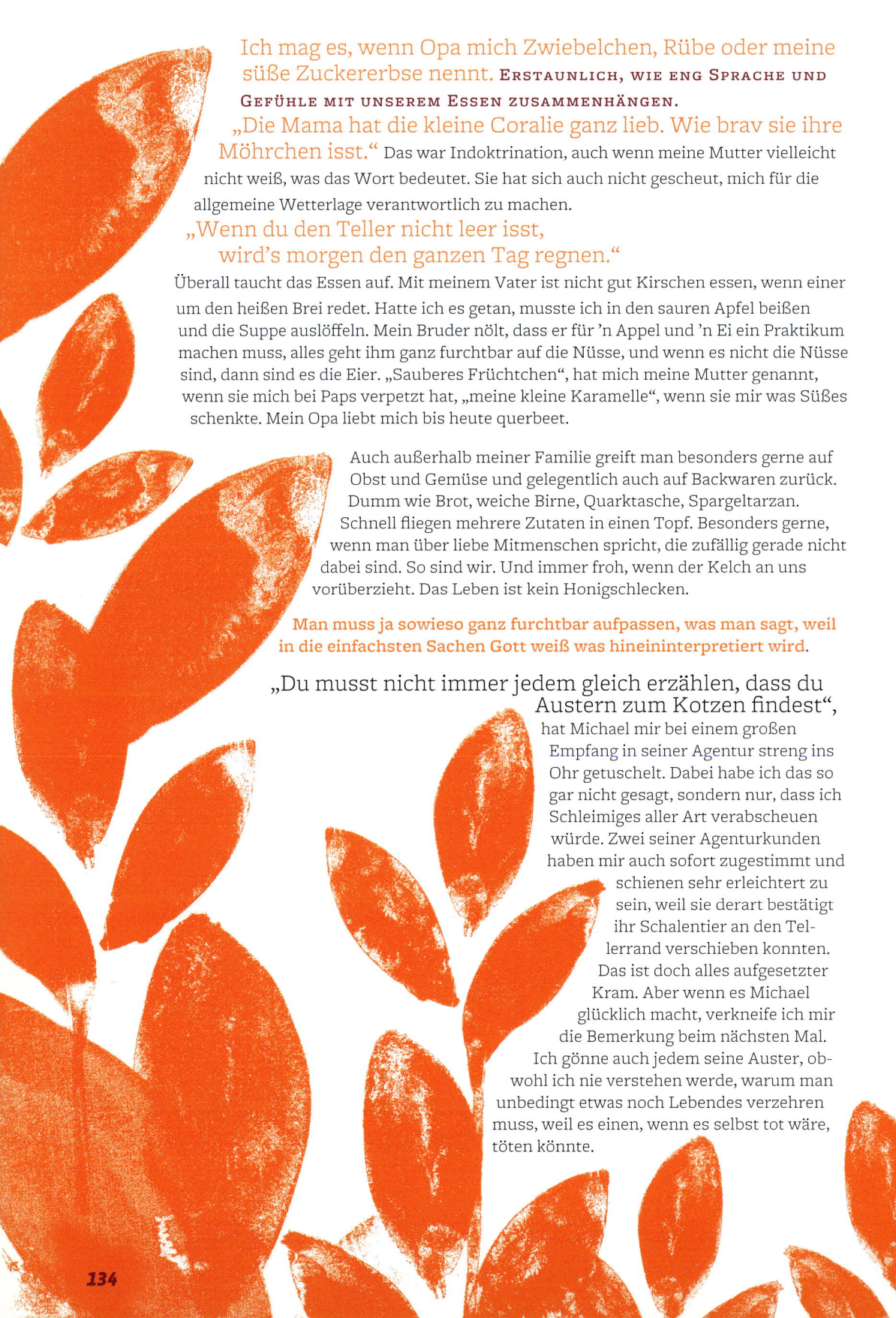

Ich mag es, wenn Opa mich Zwiebelchen, Rübe oder meine süße Zuckererbse nennt. ERSTAUNLICH, WIE ENG SPRACHE UND GEFÜHLE MIT UNSEREM ESSEN ZUSAMMENHÄNGEN.

„Die Mama hat die kleine Coralie ganz lieb. Wie brav sie ihre Möhrchen isst." Das war Indoktrination, auch wenn meine Mutter vielleicht nicht weiß, was das Wort bedeutet. Sie hat sich auch nicht gescheut, mich für die allgemeine Wetterlage verantwortlich zu machen.

„Wenn du den Teller nicht leer isst, wird's morgen den ganzen Tag regnen."

Überall taucht das Essen auf. Mit meinem Vater ist nicht gut Kirschen essen, wenn einer um den heißen Brei redet. Hatte ich es getan, musste ich in den sauren Apfel beißen und die Suppe auslöffeln. Mein Bruder nölt, dass er für 'n Appel und 'n Ei ein Praktikum machen muss, alles geht ihm ganz furchtbar auf die Nüsse, und wenn es nicht die Nüsse sind, dann sind es die Eier. „Sauberes Früchtchen", hat mich meine Mutter genannt, wenn sie mich bei Paps verpetzt hat, „meine kleine Karamelle", wenn sie mir was Süßes schenkte. Mein Opa liebt mich bis heute querbeet.

Auch außerhalb meiner Familie greift man besonders gerne auf Obst und Gemüse und gelegentlich auch auf Backwaren zurück. Dumm wie Brot, weiche Birne, Quarktasche, Spargeltarzan. Schnell fliegen mehrere Zutaten in einen Topf. Besonders gerne, wenn man über liebe Mitmenschen spricht, die zufällig gerade nicht dabei sind. So sind wir. Und immer froh, wenn der Kelch an uns vorüberzieht. Das Leben ist kein Honigschlecken.

Man muss ja sowieso ganz furchtbar aufpassen, was man sagt, weil in die einfachsten Sachen Gott weiß was hineininterpretiert wird.

„Du musst nicht immer jedem gleich erzählen, dass du Austern zum Kotzen findest",

hat Michael mir bei einem großen Empfang in seiner Agentur streng ins Ohr getuschelt. Dabei habe ich das so gar nicht gesagt, sondern nur, dass ich Schleimiges aller Art verabscheuen würde. Zwei seiner Agenturkunden haben mir auch sofort zugestimmt und schienen sehr erleichtert zu sein, weil sie derart bestätigt ihr Schalentier an den Tellerrand verschieben konnten. Das ist doch alles aufgesetzter Kram. Aber wenn es Michael glücklich macht, verkneife ich mir die Bemerkung beim nächsten Mal. Ich gönne auch jedem seine Auster, obwohl ich nie verstehen werde, warum man unbedingt etwas noch Lebendes verzehren muss, weil es einen, wenn es selbst tot wäre, töten könnte.

Eine von Michaels Kundinnen hat auch fleißig Austern geschlürft. Sie arbeitet in der Telekommunikationsbranche, „eine ganz wichtige Person", wie Michael sagte. Ich fand sie eher ausgehungert, so wie sie über das Buffet hergefallen ist. Es sah richtig unanständig aus, wie die mächtige Dame gegessen hat, jedes Mal, wenn sie ein neues Häppchen in ihren Mund schob, haben ihr die dicken Wangen die kleinen Vogelaugen zugedrückt. Aber wer weiß, was die arme Frau in ihrem Leben so mitmachen muss.

„Siegmund Freud war davon überzeugt, dass Menschen ihre unbefriedigten sexuellen Bedürfnisse mit der Befriedigung oraler Bedürfnisse kompensieren", hat unser Praktikant Nils mir ungefragt erläutert, während er mich interessiert beim Salzstangen knabbern beobachtet hat. Als er auch noch meinte, er finde ältere Frauen viel interessanter als junge Mädchen, habe ich ihn aus dem Büro geworfen. Er ist unwesentliche ZWÖLF JAHRE jünger als ich, der 20-jährige Hüpfer. Aber das Thema muss ich noch einmal mit Tanja besprechen, wo sie doch so viel von Herrn Freud hält und mir erzählt hat, dass ihr Gärtner bedenklich viel schläft. *Vielleicht kann sie ihren Frust ja mit Michaels neuer Tofusensation kompensieren?*

Ein ‚RENDEZVOUS MIT TOFURAGOUT' nennt er seine Kampagne für ein Produkt, das demnächst den europäischen Markt erobern soll. Ein x-Millionen-Etat hat Michael gesagt. Da müsste das Konzept 1 A sein, mit Botschaften, die sich tief ins limbische System eingraben. Das liegt irgendwo im Großhirn, hat er mir erklärt, und wenn man es richtig reizen würde, könnte man Lustreaktionen erzeugen. Ich staune immer wieder, mit was sich der Mann in seinem Job so alles beschäftigen muss. Diese ungeheuer anstrengende Denkarbeit, die er permanent leistet; ganze Nächte schlägt sich Michaels Team um die Ohren, um zwei, drei schlagende Wörter zu finden. Und es funktioniert.

Generell ist die gezielte WORTWAHL ein ganz elementares Instrument der Werbung. Michael hat mir von einer Umfrage erzählt, die unter den wichtigsten Werbeagenturen durchgeführt wurde, um die Top-50-Werbewörter zu finden. Solche Wörter erweisen sich als sehr effizient und wecken beim Konsumenten bestimmte Assoziationen, meint Michael, und die regen den Kunden zum Kauf von Produkten an. Auf den obersten Plätzen des Rankings finden sich die Wörter Qualität, neu, Sicherheit, Genuss, Freude, Natur und Zukunft. Ich habe mir überlegt, welche Bilder in meinem Kopf entstehen, wenn es um Freude geht – wenn ich nicht aufpasse, kann man mir da sehr viel verkaufen.

Das Versprechen lauert überall, ganz extra light fällt man auf die geschickten Wortbesetzer herein. Britta ist auch so ein leichtes Opfer.

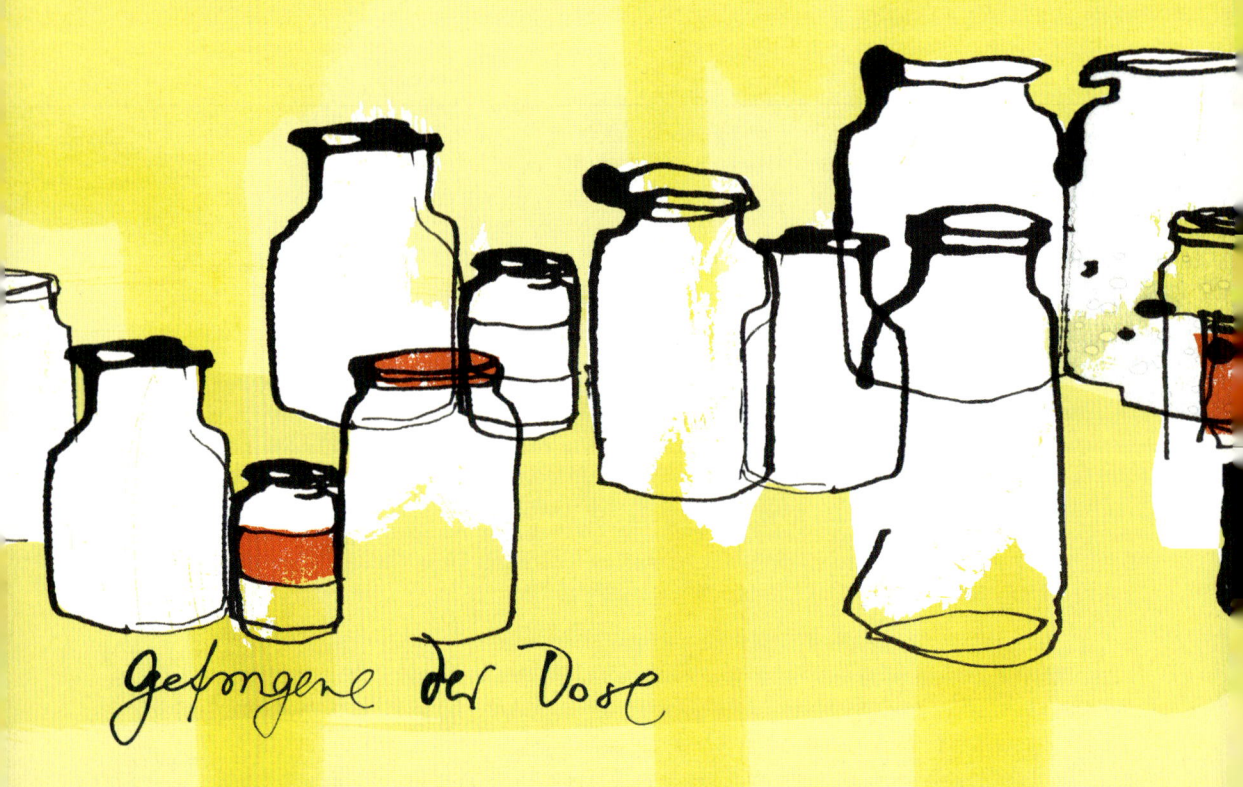

Gefangene der Dose

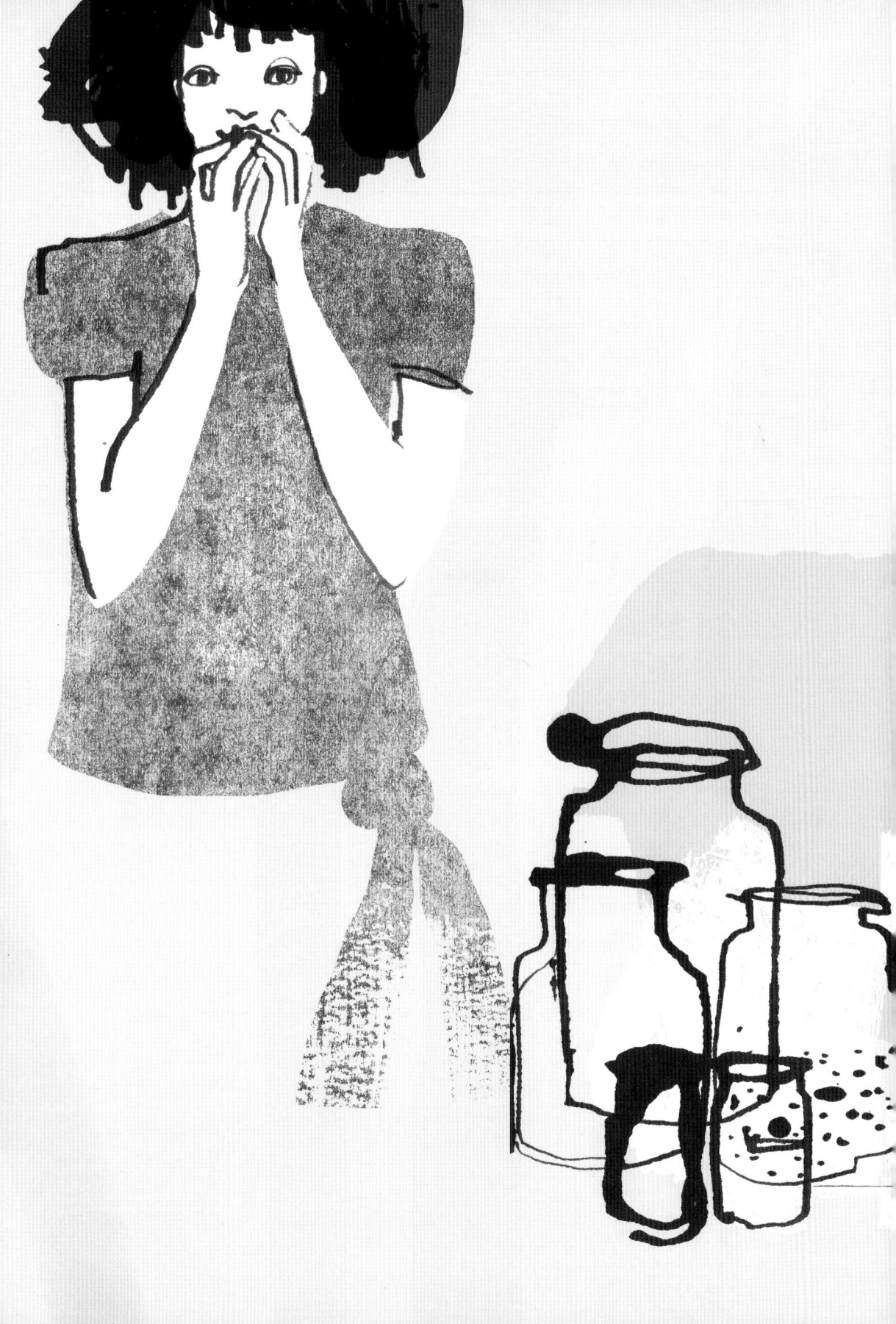

BRITTA ist Diätenprofi, Jo-Jo-Expertin und Kettenraucherin, „aber nur die Leichten". Sie war meine Nachbarin und wohnte im Haus nebenan, bevor sie sich vor vier Jahren von ihrem Mann getrennt hat. Kurz darauf hat der auch seinen Job verloren, konnte den Unterhalt für BRITTA und die drei Kinder nicht mehr zahlen und sie musste aus dem Haus in eine 4-Zimmer-Wohnung umziehen, in einer Gegend, die nicht zu den besten zählt. BRITTA und ich haben über die Jahre Kontakt gehalten, obwohl wir nicht sehr viel gemeinsam haben. Nach ihrer Scheidung ist Britta irgendwie in ein von Fertiggerichten flankiertes TV-bestrahltes Loch gefallen, aus dem sie erst in letzter Zeit wieder langsam herausfindet.

Vielleicht deshalb, weil die Kinder langsam erwachsen werden. Ihr Ältester, Tom, studiert mittlerweile und ist schon ausgezogen, Tochter Jessica ist vor zwei Wochen achtzehn geworden und plant demnächst mit ihrer großen Liebe Ben zusammenzuwohnen. Kevin wird wohl noch eine Zeit mit Britta leben, er ist erst fünf und der Anlass für meine kreative Arbeit mit Obst und Gemüse. Auf die Idee bin ich gekommen, als ich kürzlich einen Bericht der Stiftung getippt habe, in dem es um den Spaß beim Essen ging.

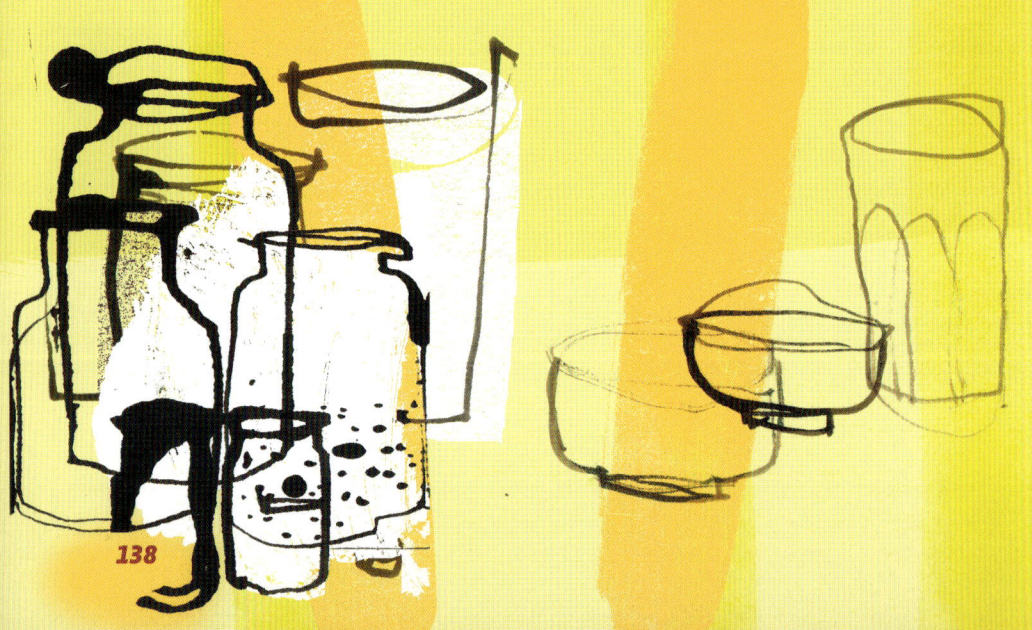

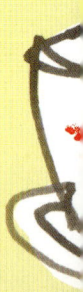

Zu Beginn des Lebens ...

ist das Essverhalten, bis auf einige angeborene Vorlieben für Geschmacksarten, bestimmt durch Hunger und Sättigung. Später bildet sich eine Vertrautheit und Gewöhnung gegenüber den Lebensmitteln aus, die von der Familie regelmäßig verzehrt werden.

Jugendliche ...

streben nach Unabhängigkeit und Flexibilität. Sie passen ihr Essverhalten der Freizeitgestaltung an, weshalb sie sich vermehrt von Fast Food und Fertiggerichten ernähren. Sie gewinnen an Eigenverantwortung, da sie sich je nach Hunger und Appetit mit Zwischenmahlzeiten bedienen und sich so von ihren Eltern absetzen.

In der Partnerschaft ...

orientiert man sich oft bewusst oder unbewusst am Essverhalten bzw. an den Geschmacksvorlieben des Partners.

In der Familie ...

müssen persönliche Präferenzen oft zurückgenommen werden. „Man kann es nicht allen recht machen." In vielen Fällen ist die Kaufentscheidung von den Kindern beeinflusst. Sie üben direkt oder indirekt Druck aus, fordern Snacks, Süßigkeiten und Fast Food.

Singles ...

essen, was sie wollen! Sie besitzen das höchste Maß an Eigenverantwortung für ihr Essverhalten.

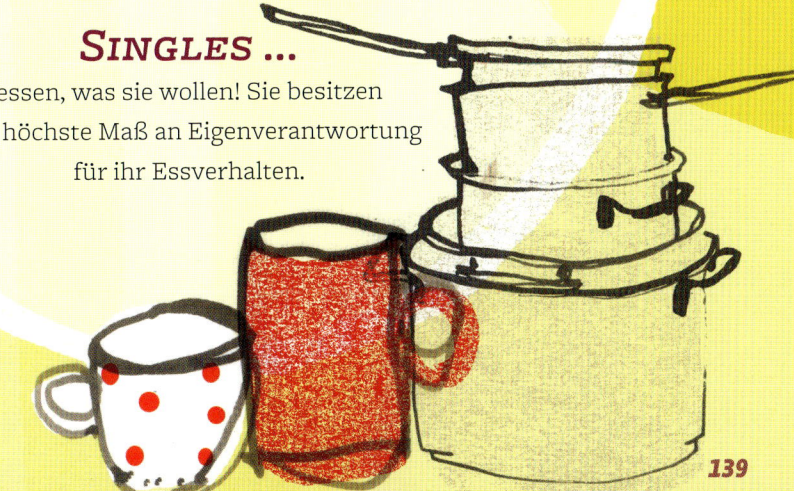

Kevin hat leider beschlossen, sein weiteres Leben mit BURGERN, SCHOKOKEKSEN UND GUMMISCHLANGEN zu verbringen. Frisches und Grünes sind ihm ein Gräuel und Britta ist drauf und dran das kritiklos hinzunehmen. Sie findet zwar auch, dass Kevin sehr massig geraten ist, aber sie redet sich ein, dass die überflüssigen Pfunde mit raumfordernden pubertären Wachstumsschüben verschwinden werden. Ich dagegen male mir bereits aus, wie sie den erwachsenen Kevin mit dem Kran durch das Schlafzimmerfenster auf einen Sattelschlepper laden, um ihn zum Wiegen zum Schlachthof zu fahren, weil normale Personenwaagen seinem Gewicht nicht mehr gewachsen sein werden.

Zu allem Unglück behauptet Kevin neuerdings, dass der Pfirsich in der Dose wohnt. Ich mag Kevin sehr und kann das nicht länger mit ansehen. Letztes Wochenende habe ich ihn zu mir geholt, weil Britta mit einer ziemlich schlimmen Erkältung im Bett liegen musste. Und irgendwie hat mich die Stiftungsidee gepackt. Ich fühle mich neuerdings stark in der Verantwortung, wenn es um Essensfragen geht. Jedenfalls wollte ich Kevin unbedingt davon überzeugen, wie wichtig eine gesunde Ernährung ist.

Ich will nicht sagen, dass ich bereut habe, was ich tat, aber sicher gehören die drei Tage mit Kevin zu den anstrengendsten meines Lebens. Es ging schon damit los, dass er sein Frühstücksbrot nicht essen wollte, weil die Wurst darauf kein helles Bärchengesicht hatte. Der Kakao hatte ihm zu viele Leberflecke, der naturreine Saft war ihm zu bitter und als er sich nach einer halben Stunde Überredungskunst endlich herabgelassen hat, einen Streifen gelbe Paprika zu probieren, würgte das ganze Kind, als schipperten wir bei Sturmstärke zehn über den atlantischen Ozean. Zwei Gummischlangen hat mich diese erste Niederlage gekostet.

Vielleicht bin ich einfach zu ernst an das Thema herangegangen, dachte ich mir, und habe meine Strategie verändert. Wir haben Kühe, Schafe und Ferkel gemalt, Tierstimmen imitiert, Kochschinkenautos ausgeschnitten und kleinen Tomaten lange Oreganohaare auf die Stirn gezaubert. Bis zu den Ellenbogen haben wir im selbst gemachten Pizzateig gesteckt, mit eigens gebastelten Spatzenschleudern winzige rote Piratenpaprikakugeln auf das italienisch anmutende Schlachtfeld geschossen und dann verschwörerisch in das Backofenfenster gelugt, gespannt wie zwei Flitzebogen. Hinterher hat Kevin gesagt, das sei die beste Pizza gewesen, die er je gegessen hätte.

Mit dem Essen spielt man nicht?

Mütter und Väter sollten ihre Kinder frühzeitig in den gesamten Prozess der Beköstigung (Einkauf, Zubereitung, Lagerung) einbeziehen. Das geht spielerisch am besten. Kinder sind kleine Entdecker, die neugierig beobachten und viel Spaß am Ausprobieren haben.

ERNÄHRUNGSERZIEHUNG UND -BILDUNG findet in den ersten Kindheitsjahren vor allem in den Familien statt. Die ersten Mahlzeiten nehmen wir gemeinsam mit Eltern und Geschwistern ein. Unsere Eltern bestimmen zunächst, was wann gegessen wird und wie Atmosphäre und Tischgestaltung sind. Während der Mahlzeiten beobachten Kinder das elterliche Verhalten und übernehmen es.

Kinder mögen es, bei der Zubereitung beteiligt zu sein. Einfache Aufgaben wie zum Beispiel das Belegen von Broten mit Gurken, das Umrühren einer Quarkspeise oder das Keksausstechen können auch jüngere Kinder schon übernehmen. So lernen sie spielerisch den Umgang mit Lebensmitteln und wertschätzen die eigene Arbeit.

Ganz nebenbei werden so Werte, Normen und Kenntnisse im Umgang mit Lebensmitteln vermittelt.

Mich hat sofort der Ehrgeiz gepackt und Sonntag habe ich dann alles darangesetzt, Kevins Liebe für Obst zu wecken. Spielerisch versteht sich. Natürlich hat er zunächst beide Arme schützend vor dem Gesicht gekreuzt, als ich mit zwei großen Äpfeln angekommen bin. Erst als ich auf das Leben seines Hamsters Olli geschworen hatte, dass ich ihn nicht zwingen werde in seinen Apfel hineinzubeißen, hat Kevin sich bereit erklärt, mit mir am Tisch Platz zu nehmen.

„Wie sieht der Apfel aus, Kevin?"

„Rot."

„Welche Form hat er?"

„Rund."

„Fällt dir sonst noch etwas auf?"

„Er hat eine Delle. Und glänzen tut er."

„Nimm ihn in die Hand und rieche daran."

„Riecht nach Apfel."

„Und wie riecht ein Apfel?"

„Keine Ahnung."

„Riecht er nach Blumen, nach Gras oder vielleicht nach deinen Füßen, wenn du sie nicht gewaschen hast?"

„Hi, hi. Er riecht nach draußen, ja genau, der Apfel riecht wie draußen."

„Fühlt er sich gut an in deiner Hand?"

„Hmh, ja, fest ist er und ein bisschen kalt."

„Schade, dass du nicht einmal hineinbeißen möchtest, nur so zum Test. Wir könnten dann auch untersuchen, ob er einen Herzschlag hat."

„Iiih bist du doof! Ein Apfel hat doch kein Herz."

„Was hat er denn dann?"

„Da sind so komische Kerne drin. Wenn man die isst, wachsen Bäume im Bauch."

„Wer hat dir denn das erzählt?"

„Die Silke."

„Und wer ist die Silke?"

„Die Silke vom Kindergarten."

„Stimmt nicht, was die Silke sagt."

„Nicht?"

„Nein. Du musst zwar die Kerne nicht essen, aber wenn du es tust, passiert nichts. Aber ich weiß, was man mit den Kernen Tolles machen kann."

„Was denn?"

„Um die Wette spucken. Du nimmst einen Kern in den Mund und ich nehme auch einen, und wer dann am weitesten spucken kann, der darf sich etwas wünschen."

„Auch ein Glibbereis?"

„Wenn's sein muss, auch ein Glibbereis."

„Au ja, Coralie. Komm, lass uns Kerne spucken."

„Dazu müssen wir die Äpfel aber erst einmal anknabbern. Sonst kommen wir nicht an die Kerne dran."

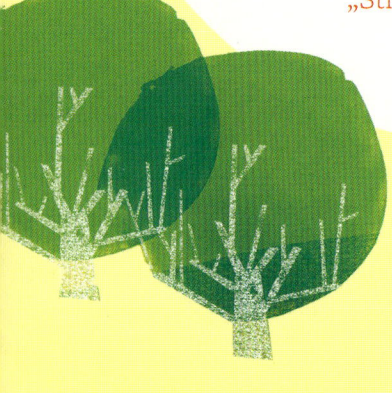

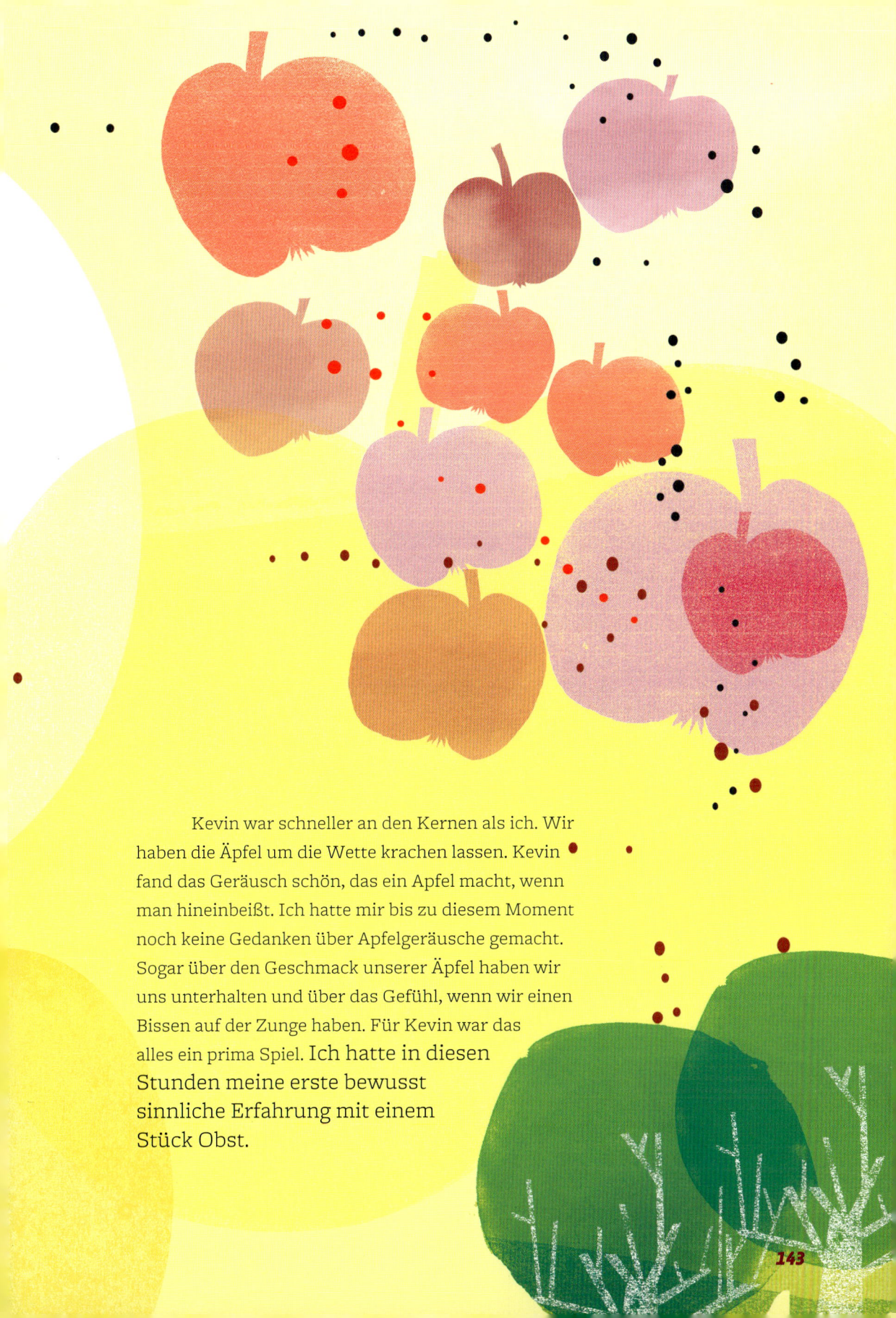

Kevin war schneller an den Kernen als ich. Wir haben die Äpfel um die Wette krachen lassen. Kevin fand das Geräusch schön, das ein Apfel macht, wenn man hineinbeißt. Ich hatte mir bis zu diesem Moment noch keine Gedanken über Apfelgeräusche gemacht. Sogar über den Geschmack unserer Äpfel haben wir uns unterhalten und über das Gefühl, wenn wir einen Bissen auf der Zunge haben. Für Kevin war das alles ein prima Spiel. Ich hatte in diesen Stunden meine erste bewusst sinnliche Erfahrung mit einem Stück Obst.

Wie schmeckt der Montag?

Manche Menschen sehen rot, wenn sie Banane schmecken.

Es klingt zunächst verrückt: Nicht immer ist das, was zwei verschiedene Personen wahrnehmen, wenn sie zum Beispiel in eine Banane beißen, das Gleiche. Die eine Person schmeckt den süßen Geschmack der Banane – so wie man es erwarten würde. Die andere Person hingegen sieht beim Hineinbeißen plötzlich rote Kreise oder eckige Formen vor dem „inneren Auge" und erst dann schmeckt sie die Banane. Dieses Phänomen tritt auf, wenn sich Sinne miteinander verknüpfen und heißt „Synästhesie". Schätzungsweise eine von 3.000 Personen ist von diesem Phänomen betroffen; Frauen häufiger als Männer.

Synästhetiker berichten von ganz verschiedenen Wahrnehmungen, die aber bei einer Person immer gleich bleiben. So kann der Montag zum Beispiel nach Lakritze schmecken oder es treten beim Hören eines bestimmten klassischen Musikstückes gleichzeitig Formen und Farben für die unterschiedlichen Töne vor einer „inneren Leinwand" auf.

Häufig erkennen Betroffene gar nicht, dass sie „anders" sind als andere. Von Kindheit an verschmelzen einzelne ihrer Sinne miteinander. So zum Beispiel Hören und Schmecken, Hören und Sehen, Sehen und Fühlen und so weiter. Diese Menschen nehmen das als völlig natürlich wahr und erkennen ihre Einzigartigkeit oft erst, wenn sie vom Phänomen „Synästhesie" erfahren haben.

Beruhigend für Betroffene ist es zu wissen, dass Synästhesie nur eine andere Form der Wahrnehmung und keine krankhafte Störung ist.

Es ist faszinierend, wie VIELFÄLTIG die Sinne auf den Geschmack wirken. Mir ist dabei auch wieder der Versuch eingefallen, den wir einmal im Biologieunterricht in der Schule mit Apfelsaft gemacht hatten. Beim ersten Schluck mussten wir uns die Nase zuhalten, den zweiten Schluck durften wir normal trinken. Der Unterschied war erstaunlich gewesen. Später hat der Lehrer den gleichen Versuch mit einem anderen Getränk noch einmal wiederholt, dieses Mal zuerst mit verbundenen Augen und zugehaltener Nase. Dass es Traubensaft war, hat keiner von uns erkannt, es hätte genauso gut das Regenwasser aus der Pfütze im Schulhof sein können.

Der Bruder meiner Mutter, Onkel Franz, ein Weinkenner und Freund guter Hausmannskost, hatte letztes Jahr eine Gehirnblutung, von der er sich zum Glück recht schnell erholt hat, nur sein Geruchssinn trug leider einen bleibenden Schaden davon. Seither hat er das Weintrinken aufgegeben, weil er **keinen Unterschied** mehr schmeckt, sagt er, wie es überhaupt egal wäre, ob es nun verbrannte Schuhsohlen oder Kohlroulade zum Mittagessen gäbe. Onkel Franz hat viel von seiner Fröhlichkeit verloren, seit er nicht mehr richtig schmecken kann.

Kevin fand das APFELKERNWEITSPUCKEN so toll, dass er es jetzt jeden Tag machen will, hat Britta mir gestern am Telefon erzählt. Vielleicht besuche ich demnächst mal einen Bauernhof mit ihm. Der kleine Stadtindianer kennt nur den Plastikelefanten vor dem Einkaufszentrum und die Exoten aus dem Zoo. Eine echte Kuh hat er, glaube ich, noch nie gesehen.

Das wäre auch eine gute Gelegenheit, Marius wieder zu treffen, ein ehemaliger Schulkamerad von Michael, den wir letztens besucht haben. Marius betreibt eine Landwirtschaft und verkauft einen Teil seiner Erzeugnisse im eigenen Hofladen. Wäre der Hof nicht so weit entfernt, würde ich sicher öfter dort kaufen. Ich könnte natürlich auch Marius' „Mobile Obst- und Gemüsekiste" bestellen, die er regelmäßig einmal pro Woche an seine Kunden ausliefert. Für mich alleine ist das zu viel. Ich werde mit Tanja sprechen, vielleicht können wir uns ja zusammentun.

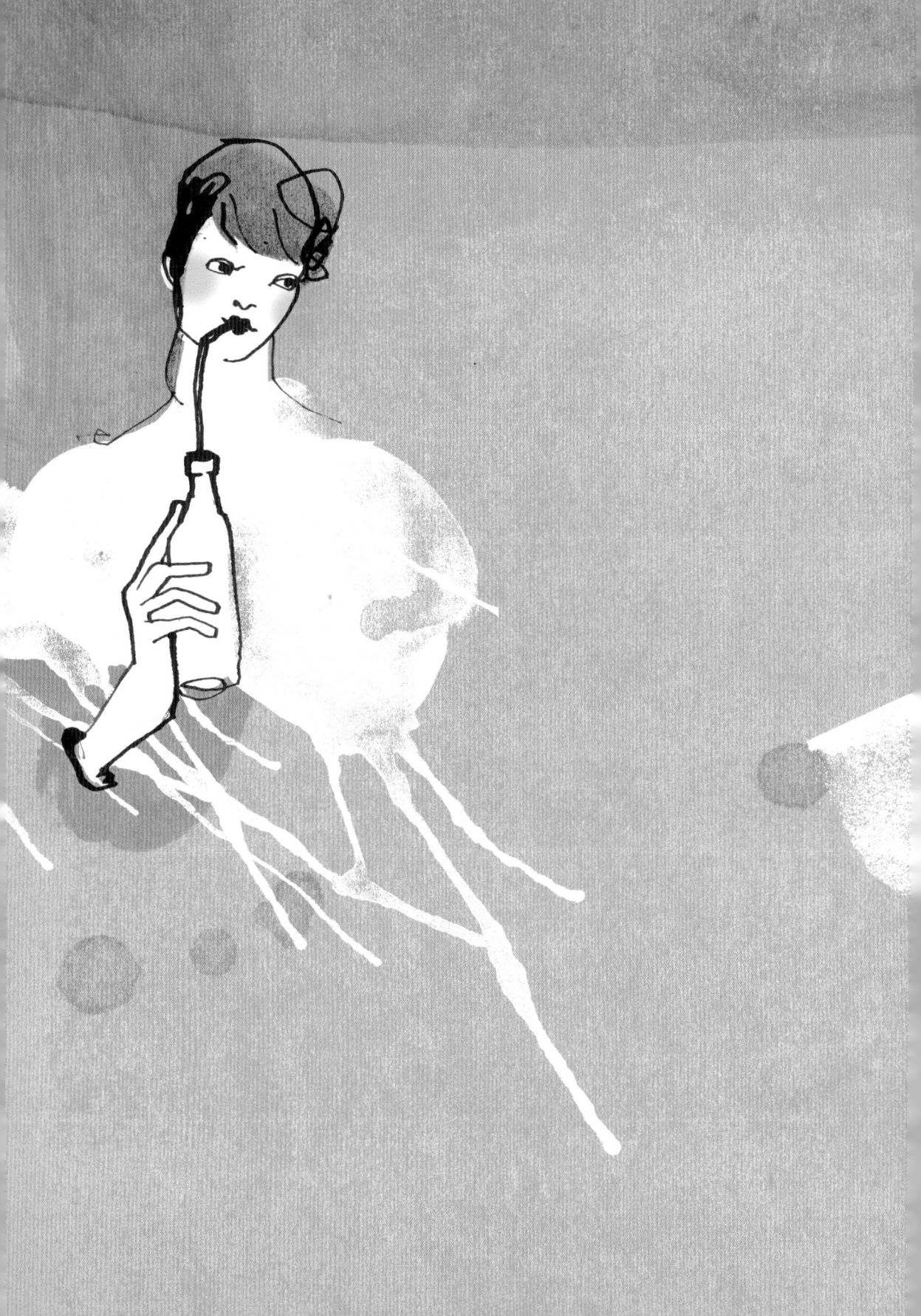

Müllmädchenrechnung

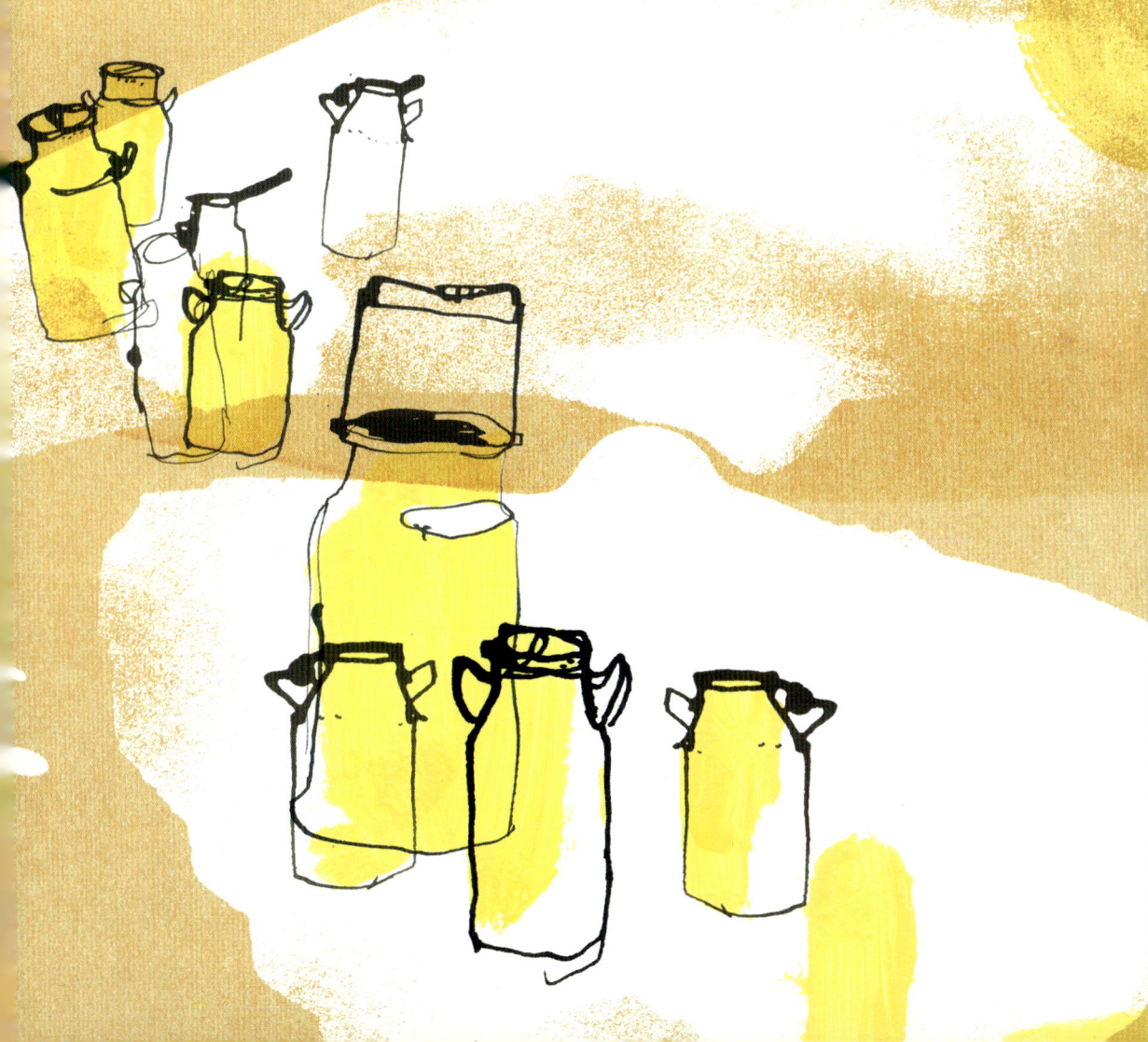

Stallgeruch ist fantastisch – vor allem, wenn man auf dem Weg zum Bauernhof an einer riesigen Legehuhnbatterie vorbeifahren muss und Gegenwind hat, an einem Sommertag bei knapp 30 Grad. Ich bin Michael fast von der Guzzi gefallen, so sehr hat die HÜHNERFARM gestunken. Marius hat mich mit einem selbst gemachten Holunderschnaps wieder aufgerichtet und mir anschließend seinen Hof gezeigt. Hinter einer Scheune wuchs ein beachtlicher Blumenkohlberg. Abfall.

Lebensmittel auf dem Müll

In Europa ist der Prozentsatz der Lebensmittel, die auf dem Müll landen, im letzten Jahrzehnt um 15 Prozent auf durchschnittlich 30 bis 40 Prozent angestiegen. Pro Kopf werden jährlich Lebensmittel im Wert von rund 560 Euro weggeworfen.

In den USA liegt der Anteil laut den Ergebnissen einer 10-jährigen Studie der Tim Jones University of Arizona bei 40 bis 50 Prozent.

In der Schweiz werden pro Einwohner durchschnittlich jährlich 36 Kilogramm Lebensmittel weggeworfen, insgesamt 250.000 Tonnen, von denen 25.000 TONNEN zum Verzehr geeignet waren.

Warum

werden Lebensmittel schon zu Abfall, bevor sie mich überhaupt erreichen? Ob den Landwirten so langweilig ist, dass sie aus reinem Zeitvertreib säen und ernten, hektargroße Flächen beackern und einen teuren Maschinenpark und Stallungen mit allerlei Vieh unterhalten, nur um Milch, Fleisch und Gemüse wieder zu entsorgen oder es dem Handel zu überlassen, wo es beim Hintereingang in Containern verrottet? Das ist nicht logisch. Wer arbeitet schon freiwillig so viel umsonst? Marius erklärte mir, es gäbe viele Gründe, warum Lebensmittel weggeworfen werden. Überproduktion sei nur einer, auch fehlerhafte Verarbeitung, falsche Etikettierung, Beschädigungen beim Transport und kosmetische Fehler könnten dazu führen, dass sich Nahrungsmittel nicht verkaufen lassen. Vertragliche Bedingungen, Qualitätskriterien der Abnehmer spielen auch eine Rolle und manchmal ist es einfach so, dass ein Sortimentswechsel ansteht oder dass die Saison für ein Produkt vorbei ist, sagt Marius.

Qualitätskriterien und Gemüsekosmetik sehe ich ein. Ich möchte auch keinen Salat mit Feldherpes oder eine Kartoffel mit Hühnerauge und auch keinen angewesten Lauch. Siamesische Kohlrabizwillinge oder kreuzkrumme Gurken wären für mich allerdings kein Problem. Aber, sagt Marius, vieles werde maschinell weiterverarbeitet, schon deshalb müssten bestimmte Produkte vorgegebenen Maßen entsprechen. Da haben wir es wieder, Maschinen und Maschinenmanager entscheiden darüber, was gut für mich ist und was nicht. Michael findet mich „im Grunde zu kritisch", wenn ich so etwas sage. Eine seltsame Formulierung ist das. Wenn ich nicht im Grunde kritisch bin, wo denn dann? Auf den Fußnägeln? Ich hasse es, wenn man mich zu kritisch findet, nur weil ich ein paar Fragen stelle. Ich frage schließlich, weil ich die Dinge verstehen will. Den tieferen Sinn von Lebensmitteln zum Wegwerfen zum Beispiel. Marius hat mir das am Beispiel Milchwirtschaft erklärt. Ich wusste überhaupt nicht, dass Deutschland der größte Milchproduzent der EU ist, und die wiederum der größte Milchproduzent weltweit.

HÄHNCHENFLEISCH

aus der EU ist in Kamerun
preiswerter als das von einheimischen Bauern!
Was zuerst unglaublich klingt, hat einen ganz realen
Hintergrund in der Agrarpolitik. **Mit Unterstützungszahlungen
in Milliardenhöhe wird EU-Landwirten der Zugang zum Weltmarkt
ermöglicht, weil ihre Produkte sonst zu teuer wären.** So können sie ihre
Produkte preiswerter als einheimische Lebensmittelerzeuger anbieten, weil der
Gewinn nicht mehr direkt aus dem Verkauf kommen muss.

Doch damit nicht genug. Nicht-EU-Länder können Rohstoffe wie zum Beispiel Zucker zurzeit
nur in beschränktem Maße in der EU vermarkten. Schutzzölle und
Preisregulierungen behindern die Einfuhr.

Subventionszahlungen an EU-Bauern sind notwendig, da eine Vielzahl der Betriebe ohne eine
Einkommensunterstützung in ihrer Existenz gefährdet wäre. Denn: In vielen Bereichen sind die Preise
für landwirtschaftliche Produkte zu niedrig. Aber die Prämien sind nur dann sinnvoll, wenn sie die
bäuerlichen Betriebe stärken, die Schaffung von Arbeitsplätzen fördern und auch Umwelt-, Tier- und
Artenschutz berücksichtigen.

Lange Zeit konnte der Verbraucher nicht nachvollziehen, wer welche Subventionszahlungen erhält.
Das hat sich in jüngster Vergangenheit geändert. Die Daten werden nun offengelegt, allerdings
informieren sie nicht darüber, für welchen Zweck die gezahlten Subventionen vom jeweiligen
Empfänger verwendet werden. Nach wie vor wird das Thema sehr kritisch diskutiert.

Viele Landwirte und viele in der Landwirtschaft Beschäftigte leben hierzulande von der Milchproduktion. Was man so leben nennt – Milchbauern können nämlich froh sein, wenn sie an jedem Liter Milch ein, zwei Cent verdienen, meint Marius. Etliche könnten mit ihrem Verdienst noch nicht einmal ihre Produktionskosten abdecken. Nach einem guten Geschäft hört sich das für mich nicht an.

„Discounter kontrollieren die Lebensmittelpreise in Deutschland, Coralie, die üben gewaltigen Druck auf uns Erzeuger aus. Und wir machen das mit, weil wir nicht aus der Listung fliegen wollen. Würden wir das nicht tun, stünden nicht unsere Produkte, sondern die anderer Anbieter in den Regalen. Und bevor man gar nichts mehr verkaufen kann, macht man eben den krummen Kompromiss, die Ware für einen schlechten Preis zu verkaufen, in der Hoffnung, das Ganze durch hohe Absatzmengen kompensieren zu können. Du glaubst gar nicht, wie viele Betriebe in ihrer Existenz bedroht sind. Jede Menge Arbeitsplätze werden da vernichtet und an Neuinvestitionen brauchen die meisten von uns überhaupt nicht zu denken. Es wundert mich nicht, dass der Otto-Normal-Verbraucher, der sowieso meint, er müsse sparen bis zum Sankt Nimmerleinstag, bei dieser rigorosen Preispolitik nur noch auf die Preise guckt.“

Michael hat ihm zugestimmt. Es gäbe Untersuchungen, aus denen ganz klar hervorginge, dass mehr als die Hälfte der Verbraucher zunächst auf den Preis und dann erst auf die Marke achte. Dabei, sagt Michael, fielen die Leute immer wieder auf den JND herein. JND, hat er uns erklärt, sei die Abkürzung für „Just Noticeable Difference“ und beziehe sich auf unsere sensorischen Fähigkeiten wie sehen, hören, riechen, schmecken und fühlen, denen es, Zitat Michael „viel zu oft am Fine-Tuning fehlt“.

„Super Strategie! Man ändert zum Beispiel das Verpackungsdesign minimal, gerade so weit, dass es der Verbraucher nicht gleich merkt. So kannst du Produkte auffrischen oder die Zusammensetzung ändern, ohne dass der Kunde abspringt. Mit dem Preis funktioniert das genauso. Der wird in so kleinen Stufen hochgesetzt, dass es kaum auffällt. Aus dem gleichen Grund geht man davon aus, dass Rabatte erst ab einer Reduzierung von 25 Prozent tatsächlich von der Kundschaft registriert werden.“

Ist doch wirklich ein schlaues Kerlchen, mein Michael. Er ist so in seinem Element gewesen, dass er uns gleich auch noch einen Vortrag über Preis-Mengen-Strategien für „low-involvement-Produkte“, wie er sie nannte, gehalten hat.

„Als Produzent erreichst du mit niedrigen Preisen ruckzuck eine Marktdurchdringung. Und die ist wichtig, gerade in der Einführungsphase eines Produktes. Das funktioniert vor allem bei Alltagsprodukten, wo wir unter was weiß ich wie vielen Sorten das Produkt aussuchen können, das uns am meisten zusagt. Der Kunde springt in diesen Fällen sofort zum billigsten Produkt, selbst wenn der Preis für das Waschpulver, das er sonst immer gekauft hat, nur sehr gering angehoben wird. Mit dem niedrigsten Preis kannst du da natürlich problemlos die Konkurrenz vom Markt schießen.“

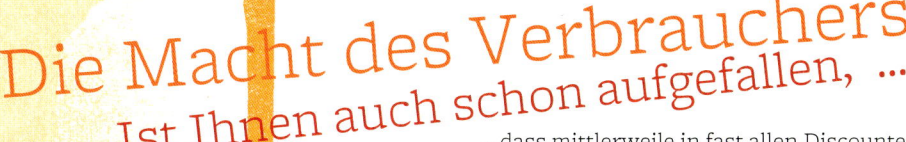

Die Macht des Verbrauchers
Ist Ihnen auch schon aufgefallen, …

… dass mittlerweile in fast allen Discountern Bioprodukte angeboten werden? Auf der anderen Seite lassen sich in Deutschland gentechnisch veränderte Lebensmittel so schlecht wie in keinem anderen Industrieland verkaufen. Diese zwei Beispiele zeigen deutlich, dass gesellschaftliche Trends und die Einstellung des Verbrauchers das Nahrungsmittelangebot durchaus beeinflussen können.

Verbraucher erkennen zunehmend ihre Macht und nehmen die Verantwortung für die Geschehnisse am Lebensmittelmarkt wahr. Indem sie Produkte, die sie gut heißen, stärker nachfragen und andere Dinge nicht kaufen, nehmen sie gezielt Einfluss auf das Warensortiment.

„Aber warum wird denn nun so viel mehr produziert als wir tatsächlich brauchen?"

Mir war das immer noch nicht klar. „Mitschuld an dem ganzen Desaster ist der Zweite Weltkrieg, der Lebensmittelknappheit und Hunger verursacht hat",

meinte Marius, „danach wollten die Politiker die Versorgung der Bevölkerung mit Lebensmitteln langfristig sicherstellen. 1957 entstand so die gemeinsame Agrarpolitik der EU. Unter anderem sollte es ausreichend Nahrungsmittel zu vernünftigen Preisen geben und man wollte dafür sorgen, dass die Landwirte einen angemessenen Lebensstandard und ein sicheres Einkommen haben. Das erlaubte zum Beispiel die Produktivität ohne Beschränkung, die durch entsprechende Subventionen extrem gefördert wurde. Damit war der Überproduktion Tür und Tor geöffnet."

Ich nehme an, dass die EU-Agrar-Verantwortlichen wegen der vielen Milch, die sie über die Jahre selbst trinken mussten, eine Laktoseintoleranz entwickelt haben. Marius hat erzählt, man wage sich in Brüssel nun endlich daran, öffentlich zu machen, wer welche Subventionen erhält, um mehr Transparenz in die Sache zu bringen. OFFENSICHTLICH STEHT DIE EU-KOMMISSION ABER EINER STARKEN LOBBY GEGENÜBER, DIE GENAU DAS VERHINDERN MÖCHTE. Warum nur? Weil bislang vor allem jene von den Reformen profitieren, die ohnehin gut gebettet sind. Lebensmittelkonzerne zum Beispiel und Großgrundbesitzer. Das englische Königshaus und etliche Grafschaften sollen zum Beispiel erhebliche Summen erhalten. Noch sehr viel mehr soll bei den Lebensmittelkonzernen landen. Es heißt, dass nur ein Prozent der Subventionsempfänger 25 Prozent aller Zahlungen erhalten. Ob Kleinbauern darunter sind? Wahrscheinlich nicht.

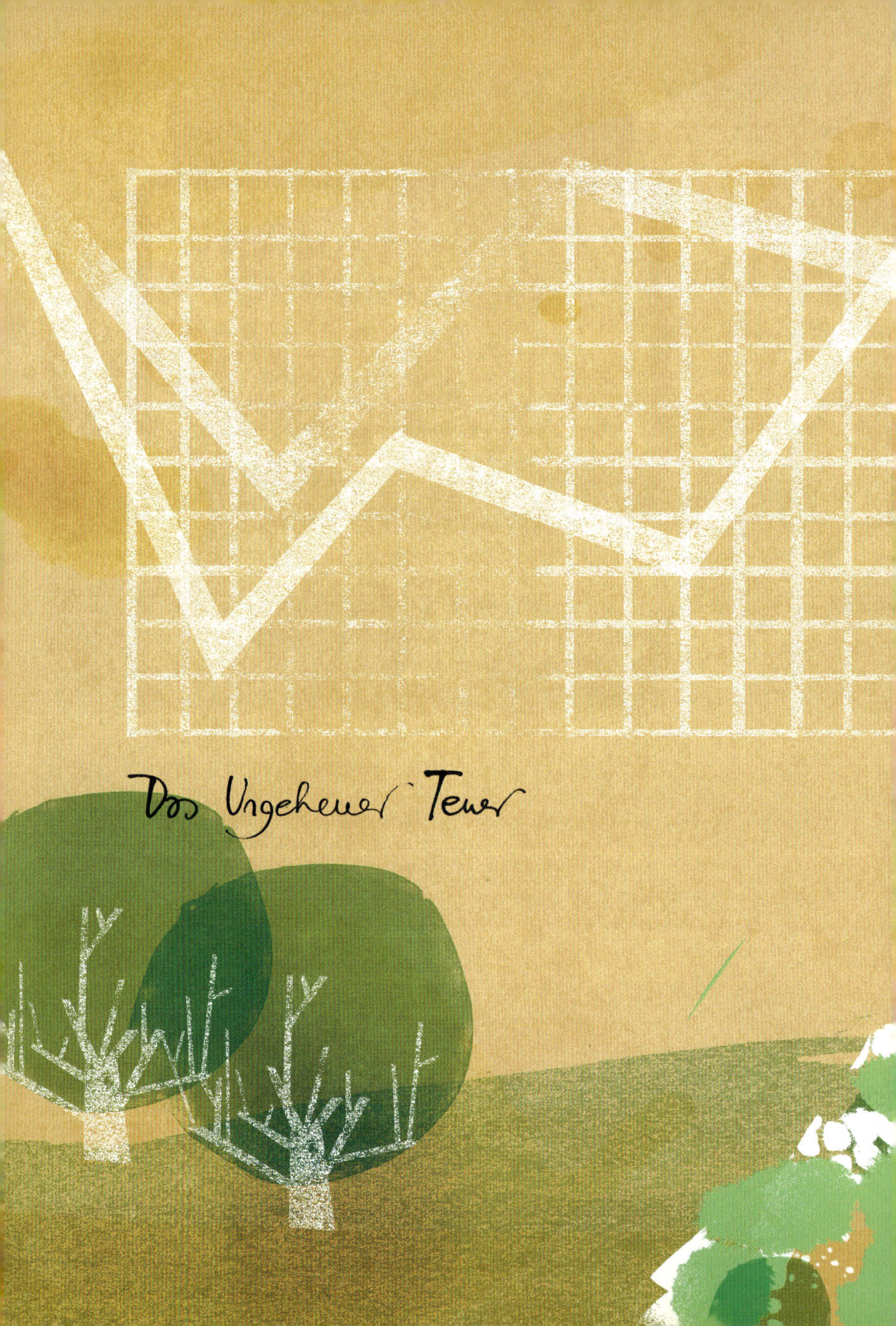

Das Ungeheuer Teuer

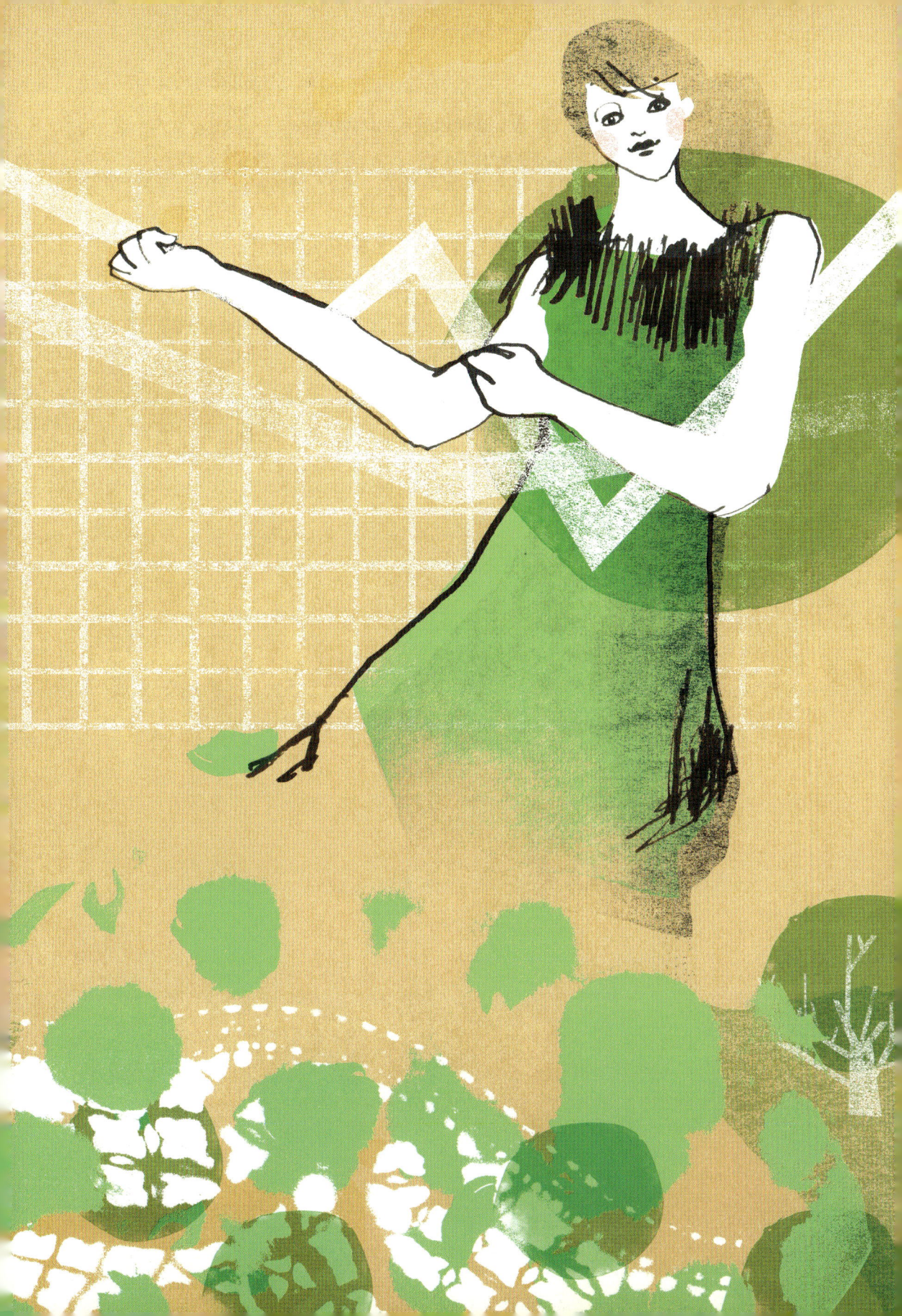

Auf jeden Fall ist der Mensch ein **schrecklich schizophrenes Wesen**. Dort schmeißt er weg, hier ist er zu geizig Geld auszugeben. Kevin zum Beispiel versteht überhaupt nicht, dass Essen auf der einen Seite etwas sehr WICHTIGES UND WERTVOLLES sein soll, Lebensmittel andererseits aber bedenkenlos weggeworfen werden dürfen. Das Elend fängt ja schon in der eigenen Küche an, man muss nur einmal in den **Mülleimer** schauen. Verpackungen, abgelaufene Joghurts, Reste übrig gebliebenen Essens und so weiter und so fort.

Qualität und billig -
verträgt sich das?

Fragt man Verbraucher, welches die wichtigsten Kriterien für ihren Lebensmitteleinkauf sind, nennen sie überwiegend eine „hohe Qualität" der Produkte. Jedoch bestimmt bei einem Großteil der Befragten ein niedriger Preis über die Produktauswahl; sie kaufen preisbewusst und richten sich nach Sonderangeboten.

Diese Ergebnisse stehen im Widerspruch, denn gleichzeitig ist mehr als die Hälfte der Befragten der Ansicht, dass die Discountpreise die Produktqualität mindern. Die Einschätzung der Verbraucher, dass ihnen eine hohe Qualität wichtig ist, spiegelt also nicht das reale Kaufverhalten wider. Welches Produkt tatsächlich im Einkaufswagen landet, darüber entscheidet meist der Preis.

Bei Britta ist das ganz schlimm. Sie kocht nicht sehr gerne und bevorzugt fix und fertige Schnellgerichte. Gutes Essen sei teuer, behauptet sie immer, was selbstverständlich Quatsch ist. Ein leckerer Gemüseeintopf, selbst zubereitet, beispielsweise, ist doch billiger als das fertige Dosenfutter – vor allem, wenn man eine mehrköpfige Familie damit ernährt. Noch dazu schmeckt er oft besser. Fleisch vom heimischen Metzger mag beim Einkauf teurer sein als das mancher Billigmarktkette, dafür reduziert es sich beim Braten nicht um die Hälfte.

Bei vielen Dingen stelle ich fest, dass sie nicht zwingend teurer sein müssen, nur weil sie besser sind. Tanja backt zum Beispiel ihr BROT selbst. Das kostet sie einen Bruchteil dessen, was ich für ein gekauftes Brot zahlen muss. Und Tanjas Brot schmeckt sehr gut, fast besser als meines vom Markt. Aber, dass sie alles auf die schwarze Liste setzt, was aus dem Supermarkt kommt, ist wirklich Unsinn. Michael ist ein Fan von Testergebnissen und studiert mit Hingabe jedes Testheft, ganz egal, ob es um Autos, Shampoo oder um Lebensmittel geht. Nicht selten, dass ein Saft oder eine Obstsorte aus einem Supermarkt vergleichsweise gut abschneidet. Man muss sich einfach von seinen Pauschalvorurteilen verabschieden. Dinge ändern sich. Was gestern schlecht war, muss es heute nicht mehr sein, und umgekehrt.

Ganz davon abgesehen: MAN GIBT FÜR SO VIELE DINGE GELD AUS, DIE KEIN MENSCH BRAUCHT, ohne auch nur eine Sekunde darüber nachzudenken; oft sogar mehr als nötig, weil die besondere Marke eine besonders heile Welt verspricht. Nur beim Essen wird plötzlich jeder geizig. Diesen ganzen Sparwahn, wenn es um Lebensmittel geht, finde ich sehr absurd. Um jeden Cent wird da gekämpft, Leute stöhnen, alles sei so teuer geworden, dabei waren, wenn man genau hinsieht, die meisten Nahrungsmittel nie billiger als heute.

Der Preis – ein Qualitätsmerkmal?

Lebensmittelqualität ist ein weiter Begriff, der unter anderem den Genuss- und Gesundheitswert, die Abwesenheit von unerwünschten Stoffen, aber auch die Art des Anbaus einschließlich spezieller Produktionsformen und Tierhaltung sowie den Umwelt- und Naturschutz beinhaltet. Hierzulande ist für Lebensmittel gesetzlich eine „Mindestqualität" vorgeschrieben, sodass kein Lebensmittel die Gesundheit des Verbrauchers schädigt. So gesehen darf es in Deutschland kein schlechtes Lebensmittel geben, egal zu welchem Preis es angeboten wird.

Je nachdem, welche Kriterien Sie zugrunde legen, wenn Sie Lebensmittel einkaufen, ändern sich Ihre Ansprüche an die Qualität. Qualität könnte für Sie zum Beispiel bedeuten, dass die Lebensmittel aus ökologischem Landbau stammen. Da hier die landwirtschaftlichen Flächen kleiner und die Ernteerträge geringer sind als im konventionellen Anbau, sind die Produkte meist etwas teurer.

EINE PAUSCHALISIERUNG NACH DEM MOTTO
TEUER = GUT, BILLIG = SCHLECHT IST NICHT MÖGLICH.

Wenn Lebensmittelpreise hier und dort einmal ansteigen, hat das weniger mit der Güte des Produkts als mit steigenden Lohn-, Energie-, Mietkosten des Herstellers und nachgelagerten Industriezweigen zu tun. Man hört das ja ständig in den Medien. Ich könnte mir auch gut vorstellen, dass die produzierende Industrie und der Handel andererseits nicht immer alle Einsparungen bei den Rohstoffen großherzig an den Verbraucher weitergeben.

Schließlich geht es um Handelsspannen, Umsatz und Gewinn. Zwischen 1986 und 2003 seien die Erzeugerpreise von Brotgetreide um 61 Prozent gesunken, der Preis von Mischbrot im selben Zeitraum aber um 32 Prozent angestiegen, habe ich gelesen. Aber manchmal sinken Preise für Lebensmittel auch innerhalb weniger Jahre massiv. Butter zum Beispiel – im Januar 2004 hat das Kilo im Verkauf noch 3,25 Euro gekostet, im Januar 2006 nur noch 2,75 Euro.

Lebensmittelpreise im Sinkflug

Erfreulicherweise müssen wir im Lauf der Zeit immer weniger für „unser täglich Brot" arbeiten. Ein Industriearbeiter musste 1970 noch 1,5 Stunden für ein Schweinekotelett arbeiten. Heute ist der Sonntagsbraten schon in 0,5 Stunden verdient. Für 1 Liter Milch arbeiten wir heute nur noch 3 statt wie 1970 9 Minuten.

Opa hat mir erzählt, dass die Leute früher prozentual viel mehr Geld für Lebensmittel ausgegeben haben. 1948 nach der Währungsreform hätte er von seinen 200 verdienten DM 125 für Lebensmittel investiert, für sich, meine Oma, meine Mutter und deren Bruder. Das sind 62 PROZENT seines Einkommens gewesen.

„Da hat man richtig für arbeiten müssen", sagt Opa, „aber das war für die Leute ganz normal. Deine Oma und ich haben aus jedem Sonntagsessen ein kleines Fest gemacht."

Heute geben wir nur noch maximal 15 Prozent unseres Haushaltsbudgets für Lebensmittel aus, habe ich gelesen. Aber das ist wohl eine ganz normale Entwicklung. Ein schlauer Mensch mit dem schönen Namen Ernst Engel hat die Gesetzmäßigkeit gefunden, die dem Ganzen zugrunde liegt: Mit steigendem Einkommen sinkt der Anteil am Einkommen, den ein Haushalt für Ernährung ausgibt.

Gut, Multimillionäre können sich schlecht tot essen, nur um der Welt zu beweisen, wie viel ihnen die Ernährung wert ist. Aber man fragt sich doch, warum existenziell wichtige Dinge wie Nahrungsmittel geradezu spottbillig sind, verglichen mit solchen, die man nicht unbedingt zum Leben braucht, das x-te Paar Schuhe zum Beispiel oder der Geländewagen mit Wildfang für den Einkauf um die Ecke.

Vielleicht treffe ich nur die falschen Leute, doch ich habe einfach den Eindruck, dass Menschen heute lieber trockenes Brot vor dem modernen LCD-Bildschirm nagen, statt Spargel mit frischem Lachs zu genießen, wenn das bedeuten würde, dass man weiter ins zehn Jahre alte TV-Gerät schauen muss. Alles scheint für viele von uns einen sehr viel größeren Wert zu haben als das, was wir uns täglich einverleiben. Ich finde das seltsam. Wir schütten doch auch kein Normalbenzin in den Tank unserer Autos, wenn der Motor Super braucht.

In den 15 Prozent des verfügbaren Einkommens, die ein durchschnittlicher Haushalt statistisch gesehen ausgibt, sollen neben den Kosten für Nahrungsmittel auch die für Genussmittel stecken. Essen, rauchen, trinken, Süßes – alles schon inklusive. Wenn das stimmt, werde ich demnächst noch weniger auf den Cent achten, wenn es um meine heißgeliebte frische Ananas geht. Von den 15 Prozent landet das meiste in Supermarktketten, heißt es. Etwa zehn Konzerne teilen sich in Deutschland 85 Prozent des gesamten Lebensmittelmarktes. Da muss man schon aufpassen, dass einem die Gurken nicht einfach unbesehen in den Mund gesteckt werden. Aber letztlich bestimmt der Verbraucher ja immer noch mit. Ich habe zum Beispiel letztens in meinem Supermarkt nachgefragt, warum sie eigentlich nicht diese leckeren Kekse hätten, die ich immer bei der Konkurrenz kaufen müsse. Keine zwei Wochen später gab es die Kekse auch hier, extra beworben in der Beilage meiner Sonntagszeitung. Ein schönes Gefühl, etwas bewegt zu haben – wenngleich ich mir sicher bin, dass ich nur eine von Vielen war, die nach den Keksen rief. Trotzdem: Ich werde auf jeden Fall auch weiter in meine kleinen Spezialgeschäfte gehen, zum Käse-Schorsch zum Beispiel und zu dem Metzger, der die hübschen Ferkelfotos an der Wand hängen hat. Und auch zum Wochenmarkt, obwohl es auch da so einiges gibt, das nicht von deutschen Äckern stammt oder sich Bio nennt, obwohl es gar nicht Bio ist.

Neulich haben sie die alte Eierfrau, bei der ich in den letzten Jahren schon oft gekauft habe, von ihrem Marktstand weg verhaftet. Sie hatte ihre „gesunden Eier frisch vom Hof" von einer Hühnerfarm bezogen. Die Frau sah in ihrer Schürze immer so nett aus, Wirtschaftskriminelle stellt man sich nun wirklich anders vor. Ich habe keine Idee, wie ich mich zukünftig vor so etwas schützen könnte und will hoffen, dass es sich hier um eine Ausnahme gehandelt hat.

Wenn man ganz konsequent sein wollte, dürfte man eigentlich nur noch saisonale Produkte direkt beim Erzeuger vor Ort kaufen. Aber das schaffe ich nicht. Wenn ich Tomate mit Mozzarella will, dann will ich Tomate mit Mozzarella, auch wenn es draußen noch so sehr schnei

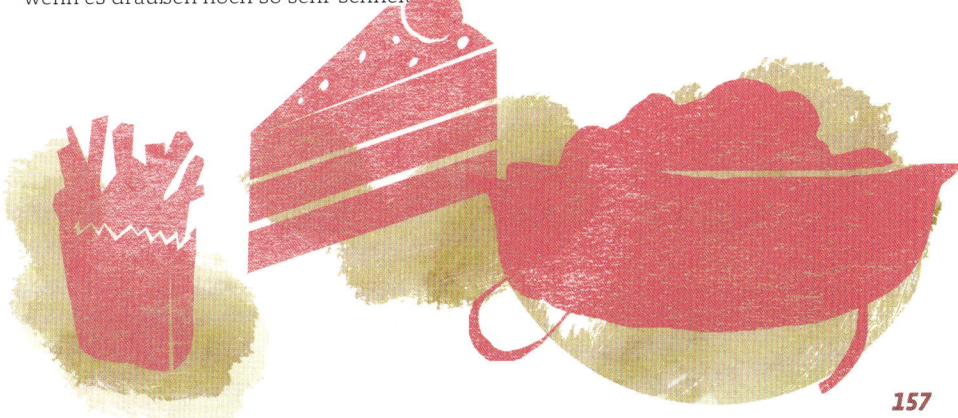

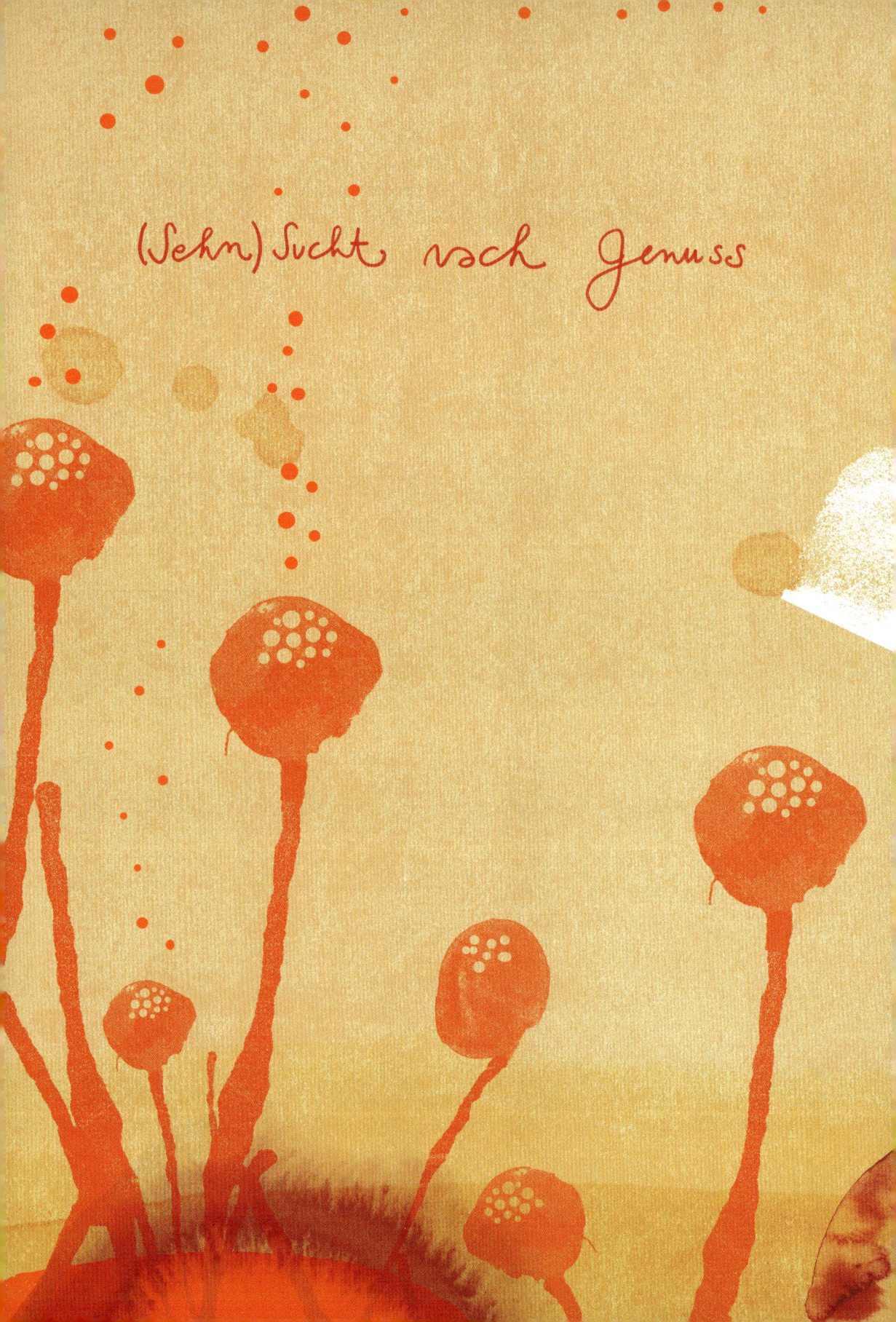

(Sehn)Sucht nach Genuss

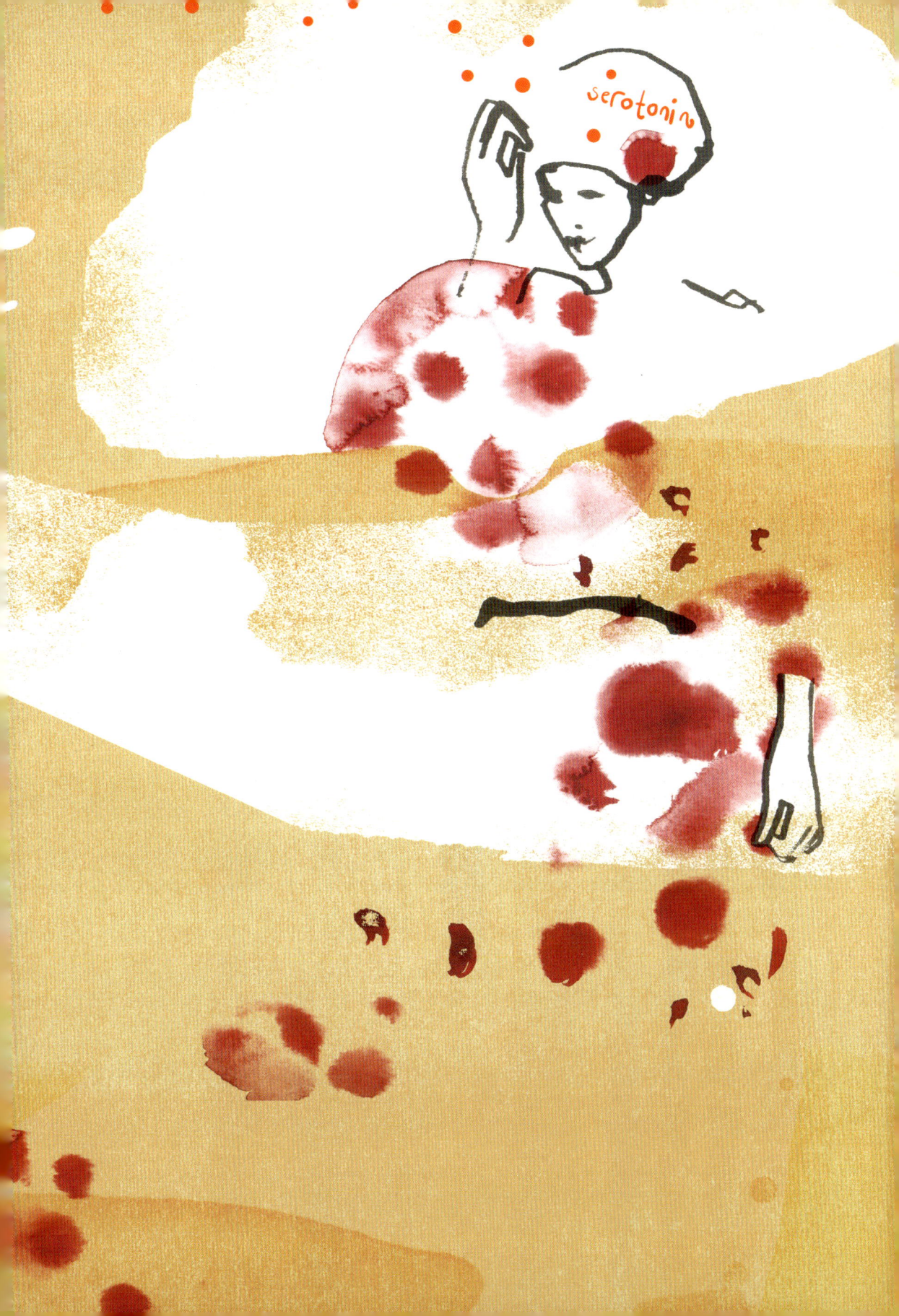

Eben hat Tanja doch tatsächlich heulend angerufen, **weil ihre heiß geliebte Getreidemühle heruntergefallen ist.** Nun muss sie zwei Tage OHNE FRISCH GEMAHLENE KÖRNER auskommen, bis ihr Lebenselixiergerät wieder repariert ist. Ich mache mir wirklich Sorgen um Tanja. *Vielleicht sollte ich ihr ein Gläschen Soja-Trost-Sprossen vorbeibringen?* Vorher esse ich schnell noch ein Stück Schokolade. Nervennahrung.

Schokolade hilft mir immer. Wenn ich mich geärgert habe oder wenn ich mich vielleicht bald ärgern muss. Aber ich esse Schokolade auch einfach so. Sie versüßt mein schönes Leben. Das ist untypisch für eine Frau, wenn man nach der Wissenschaft geht. Mich interessiert alles, was mit Schokolade zu tun hat, auch deren wissenschaftliche Seite, anders als Christopher Kolumbus, der seinerzeit in Nicaragua die Kakaobohne links liegen gelassen hat, weil er lieber den Seeweg nach Indien finden wollte. Und dass, obwohl die Einheimischen damals Kakaobohnen so wertvoll fanden, dass sie sie als Zahlungsmittel verwendet haben.

Friederike meint, Frauen essen Schokolade, um sich zu trösten, während Männer eher bei guter Laune zur Leckerei greifen. Wahrscheinlich habe ich zu viele männliche Hormone. Ich kann einfach immer Schokolade essen, gut gelaunt, mittelmäßig oder schlecht. Ich mag dieses Gefühl, wenn ein Stück Schokolade langsam auf meiner Zunge zergeht. Es sollen ja auch Substanzen in der Schokolade sein, die die Stimmung aufhellen. Vielleicht haben die sogar telepathische Kraft? Bei mir setzt nämlich das Glücksgefühl schon ein, wenn der Schokoriegel aus dem Regal in meinem Einkaufskorb landet.

Die Forschung jedenfalls ist der süßen Versuchung dicht auf der Spur, aber man ist sich nicht darüber einig, auf welche Weise die Schokolade tatsächlich wirkt. Ist es nur das Essgefühl, regt sie aufgrund ihrer Kohlenhydrate die Serotoninausschüttung an, spielen Gerbstoffe, Theobromin und Koffein eine Rolle? Oder liegt es am Anadamid und am Phenylethylamin? Phenylethylamin bewirkt im Gehirn unter anderem die Ausschüttung von Dopamin, ein Botenstoff, der Glücks- und Lustempfinden steuert. Anadamid, habe ich mir sagen lassen, erinnert in seiner Struktur an den Canabiswirkstoff THC, der ebenfalls Lust und Glücksempfinden beeinflusst. Wenn es nur das wäre. Ein Freund meines Bruders hat sich nach nur zwei Zügen an einem Joint in einen Marienkäfer verliebt und dann mehrere Stunden an einen Baum gelehnt vor sich hin geschluchzt, weil das Tierchen plötzlich davongeflogen ist.

Keine Droge ohne Nebenwirkung, da sieht man es wieder. In der Schokolade findet man aber nur sehr kleine Mengen beider Stoffe, sodass keine Suchtgefahr besteht. Um eine auch nur annähernd berauschende Wirkung zu erzielen, läge die Mindestdosis bei 20 Kilogramm Vollmilchschokolade. Das schaffe ich beim besten Willen nicht. Überhaupt scheint die Auswahl bestimmter Lebensmittel einen Einfluss auf das Wohlbefinden zu haben. Proteinen und Kohlenhydraten schreibt man eine Wirkung auf das Gemüt zu. Das im Chili enthaltene Capsaicin löst die Bildung von Endorphinen aus. Auch Alkohol tut das. Allerdings ist er als strapazierter Glücksbringer nicht sehr zu empfehlen, wenn einem an Leib und Leber liegt.

Männer und Frauen ...
und die Art zu genießen

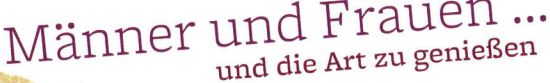

*Wenn Sie jemand als **Genießer** einschätzt,
dann können Sie sich freuen.*

Denn Genießer gelten als optimistische, sympathische und kontaktfreudige Menschen. Sprechen Männer und Frauen von Genuss, meinen sie aber oft nicht das Gleiche.

Frauen ...

GENIESSEN VOR ALLEM SCHÖNE, ÄSTHETISCHE DINGE, AUCH BEIM ESSEN.

messen beim Essen den Details wie Tischschmuck und Bedienung mehr Aufmerksamkeit bei.

führen ganz weit oben auf ihrer Rangliste die Körperpflege und das Sich-schön-machen (Kleidung, Frisur, Düfte etc.).

nennen auch materiellen Konsum und Lesen Genuss.

Männer ...

genießen vor allem Tätigkeiten, die mit Aktivität verbunden sind, sei es ihr Motorrad, die Spritztour im Cabrio oder der Stadionbesuch.

SPÜREN EIN HÖHERES GENUSSEMPFINDEN BEI GENUSSMITTELN WIE ALKOHOL UND TABAK.

genießen eher Computerspiele statt Bücher.

Ein Mangel des Botenstoffs Serotonin scheint ein Grund für Stimmungsschwankungen zu sein. Ich weiß das alles nur, weil ich erfahren wollte, warum **Schokolade** mich so selig macht, da kommt man dann schnell vom Hundertsten ins Tausendste. Jedenfalls wurden bei einer Reihe psychischer Erkrankungen wie zum Beispiel Depressionen niedrige Serotoninkonzentrationen im Blut gemessen.

In Untersuchungen hat man dann festgestellt, dass eine Erhöhung des Serotoninspiegels eine deutliche Verbesserung der Stimmung und Befindlichkeit bewirkt. Und das beste ist: Man kann den Serotoninspiegel selbst beeinflussen – mit Licht, mit Bewegung und mit Kohlenhydraten. Vielleicht sollte ich Tanjas Soja-Trost-Sprossen noch schnell in heiße Schoki tauchen? Draußen herumlaufen tut sie ja schon genug.

Während wir in unserer westlichen Welt doch sehr dazu neigen, die Dinge in Stücke zu zerlegen und isoliert zu betrachten, was einer schönen Sache wie der Schokolade durchaus die Poesie nehmen kann, setzen zum Beispiel die Asiaten beim Thema Ernährung anders an. Wir suchen den einen Schuldigen, sie nehmen die ganze Sippe in Haft. Tanja irrt auf ihrem Weg zur Seinsfindung dauernd durch östliche Lehren. Weil ich grundsätzlich allem Neuen offen gegenüberstehe, habe ich mich einmal von ihr überreden lassen einen Tai-Chi-Kurs mitzumachen. Was ich leider nicht gewusst hatte war, dass die Lehrerin manisch krank gewesen ist. Sie hat endlos über Yin und Yang referiert, statt uns ein bisschen Schatten-boxen beizubringen.

Ernährung war ihr ganz, ganz wichtig. Erstaunlich, was man in Obst und Gemüse hineininterpretieren kann, wenn die Fantasie es hergibt.

„BANAAAANE???"

Nie mehr danach habe ich jemanden ein so harmloses Wort derart angewidert hinaus-schreien sehen. Regelrecht gewunden hat sich diese grauhaarige Frau. Als sie mich am ersten Kurstag vor Beginn der Stunde früh an einem Samstagmorgen gefragt hat, was ich gefrüh-stückt hätte, war ich ganz stolz gewesen mit Obst auftrumpfen zu können.

„IM DEZEMMMBER???"

Es folgte ein zwanzigminütiger Vortrag über die Gefahren in Wintermonaten Sommer-speisen zu essen. Selbst wenn sie recht hat, muss sie mich nicht angiften, als hätte ich eben zehn Menschen umgebracht, die olle Hyazinthe. Ich bin dann auch gleich wieder gegangen, wippen auf dem Spielplatz, für die äußere Balance und mein inneres Gleichgewicht.

Trotzdem, Tai-Chi ist klasse, ich habe später noch einmal einen Schnupperkurs an der VHS gemacht. Da hat es niemanden interessiert, was ich frühstücke. Man darf sich von verhärmten Silberzwiebeln nicht den Spaß an guten Sachen verderben lassen. Ich frage mich wirklich, warum die Anhänger der verschiedenen Ernährungslehren hierzulande immer so verbiestert gucken. Ist gesunde Ernährung eine spaßfreie Zone? Ob nach den Grundlagen Traditioneller Chinesischer Medizin, ob Rohkost, Vollwert, anthroposophisch oder sonst wie philosophisch angehaucht, mir ist das alles zu wenig lustbetont.

Rätselraten um die tolle Knolle

Kaum ein Lebensmittel
wird so umstritten bewertet wie
die Kartoffel.

Traditionelle Chinesische Medizin (TCM):
schätzt die Kartoffel als kräftigend und entzündliche
Prozesse lindernd.

Anthroposophische Lehre nach Rudolf Steiner:
Kartoffeln sollten gemieden werden, da „Kartoffeln keine
Blüte, kein Samen und keine Frucht sind, sondern nur die
Verdickung einer Wurzel".

GLYX-Diäten (z. B. Atkins- und LOGI-Diät): lehnen Kartoffeln ab,
da diese angeblich zu einem schnellen Anstieg des Blutzuckers führen und
so eine Ursache für Übergewicht und Diabetes sein sollen. Diese Aussage
berücksichtigt nicht, dass die Wirkung von der Zubereitungsart und
den gleichzeitig verzehrten Lebensmitteln abhängt.

**Deutsche Gesellschaft für Ernährung und Vollwerternährung nach
Leitzmann:** Die Kartoffel ist eine wertvolle Grundlage
für eine Mahlzeit. Denn sie enthält hochwertiges
Eiweiß, Vitamine und ist durch den hohen
Wassergehalt von 80 Prozent ein
kalorienarmes „Lightprodukt".

Ich weigere mich einfach, mich vollkommen reglementiert zu ernähren. Ich will
mich nicht durch tausend Ansichten kämpfen, um herauszufinden, ob ich nun
Kartoffeln essen soll oder nicht. Ich liebe Kartoffeln! Als Knolle, Stäbchen und
auch als Püree. Und ich werde sie essen, solange ich es kann, basta. Vor allem aber
möchte ich mein Essen genießen und zwar ohne meine Taille einzubüßen.

Nur – wie finde ich heraus, wie das geht: richtig genießen?

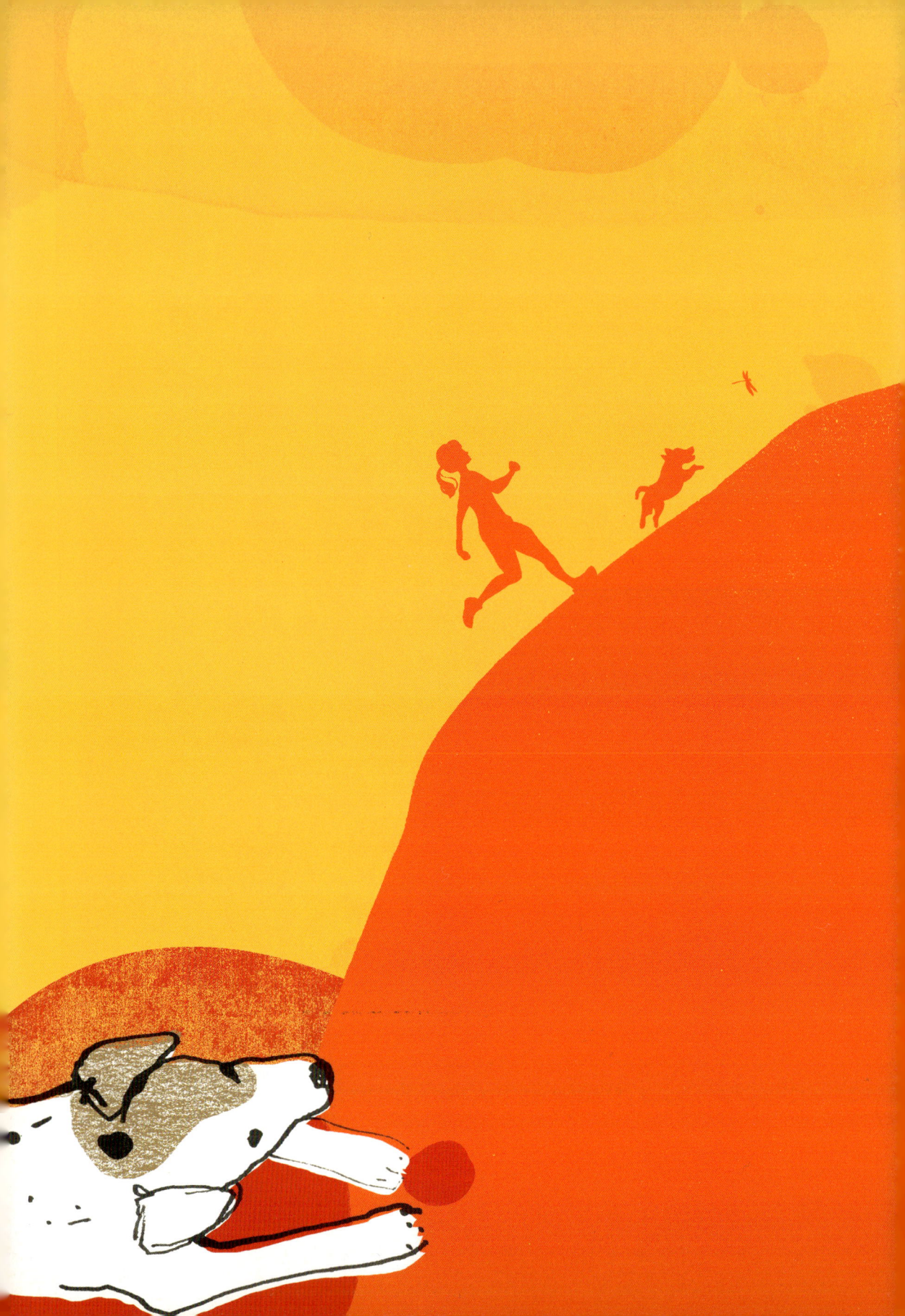

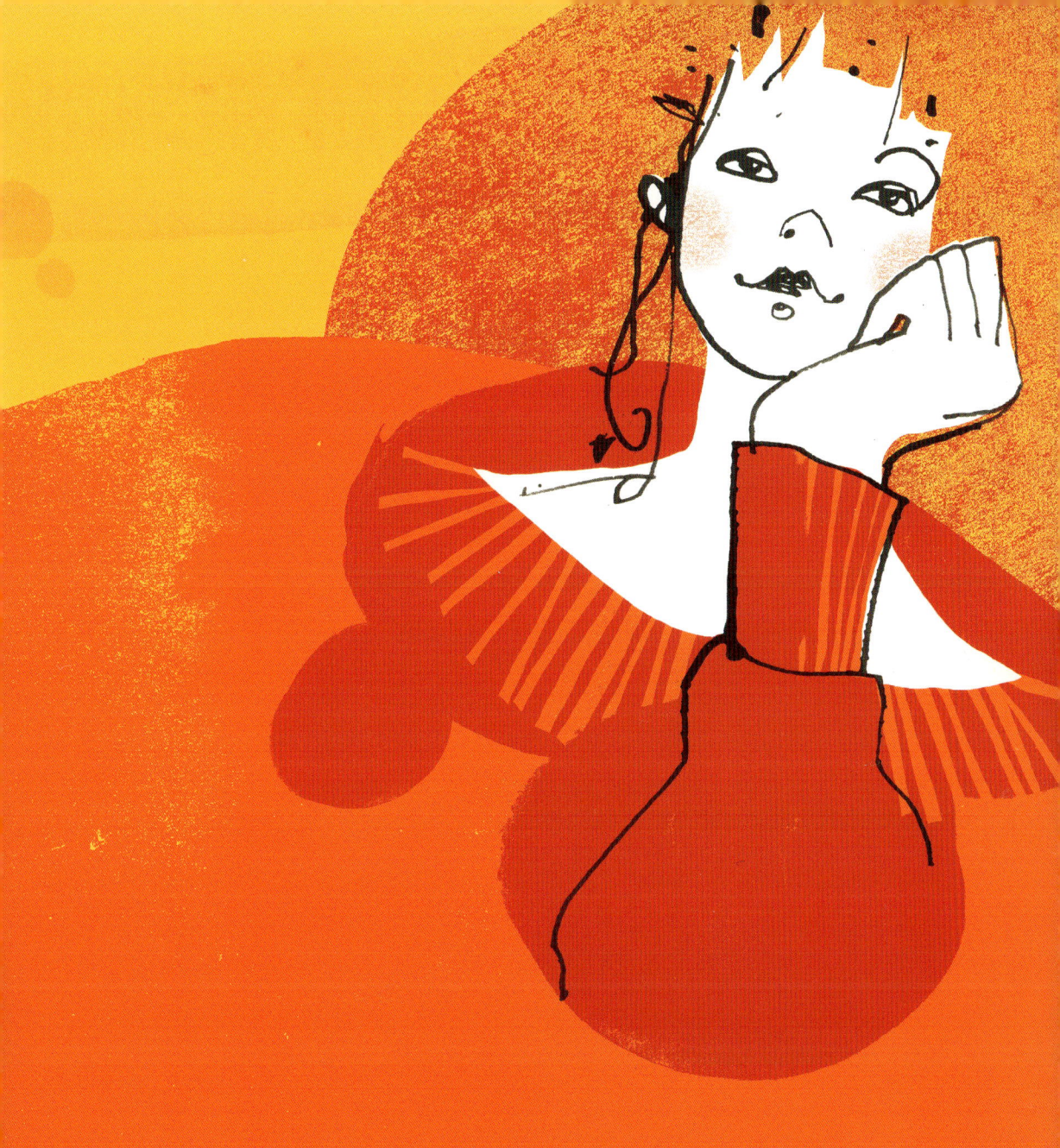

Bewusst mit Lust und Sinnlichkeit

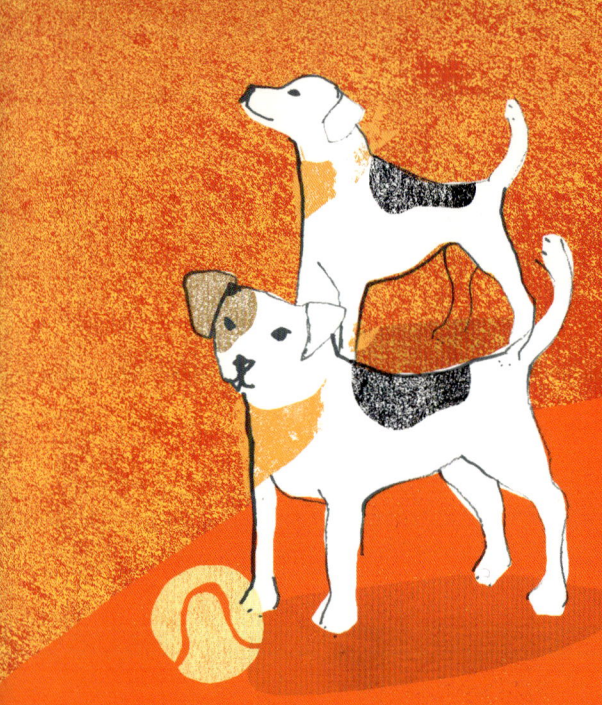

Ich wünschte wirklich, ich könnte mit Hermann tauschen. Ich denke mir die Hirnwindungen wund, um diesen ganzen Ernährungsdschungel zu durchdringen, und er liegt vor meinen Füßen und bearbeitet seinen Kauknochen aus Rinderhaut. Völlig selbstvergessen, Hermann ist ein Meister der Konzentration, wenn es um seine Knochen geht. Er ist in einem beinahe meditativen Zustand. Es würde mich nicht wundern, wenn er demnächst im Lotussitz frisst und nach dem Schlucken selbstvergessen „Ommmm" jault.

Für seine Schlemmerfeste hat Hermann ausgesuchte Plätze. Zu Hause liegt er zwischen Tisch und Kommode im Esszimmer, hier im Büro bevorzugt er die linke Ecke unter meinem Schreibtisch. Ab und zu nehme ich ihn mit und er darf mir beim Arbeiten zuschauen. Das tut er aber selten, er schläft lieber eine Runde, inspiziert die Arbeitsplätze meiner Kollegen oder er beschäftigt sich mit einem Kauknochen, so wie jetzt.

Hermann frisst überaus lustbetont. Meist alleine, noch lieber aber mit intimen Freunden wie Luise-Henriette Kleinschmidt, dem weiblichen Pudel-Ratten-Mix meines Nachbarn, auf deren schwarze Punkfrisur Hermann irgendwie abfährt. Mit ihr teilt er sogar seinen Napf. Bevor Hermann sein Mahl beginnt, lässt er den Blick aufmerksam umherschweifen. Ist das Terrain gesichert, schiebt er seinen Knochen auf dem Boden zurecht, betrachtet ihn eine Weile, verändert eventuell noch einmal dessen Position und stellt ihn dann aufrecht zwischen seine Vorderpfoten. Nun wird die Beute erst einmal allseits beschnuppert. Ein kleiner Zungen-Knochen-Test und Hermann gleitet bedächtig auf den Bauch. Mit halb geschlossenen Augen nagt er behutsam am oberen Knochenrand und wenn er endlich ein kleines Stück abgelöst hat, schluckt er es nicht etwa gleich hinunter, sondern beißt mit hochgezogenen Lefzen so lange schmatzend darauf herum, bis auch die letzten Geschmacksmoleküle entwichen sind. Besonders intelligent sieht er dabei nicht aus. Aber das stört Hermann nicht.

Schon wieder mehr gegessen,
als Sie wollten (sollten)?

Temperatur:

Bei niedriger Raumtemperatur essen wir mehr als bei erhöhter Raumtemperatur. Wir brauchen mehr Energie, um unsere Körperwärme aufrechtzuerhalten und reagieren mit einer höheren Kalorienaufnahme.

Licht:

In grellem Licht essen wir schneller, während wir uns bei warmem Licht mehr Zeit lassen. Helles, grelles Licht erhöht unsere körperliche Aktivität, warmes Licht wirkt entspannend. Je später wir am Tag essen, desto weniger haben wir unser Essverhalten unter Kontrolle.

Geräuschkulisse:

Bei schneller und lauter Musik essen wir schneller. Eine leise und sanfte Hintergrundmusik lädt zum Verweilen ein. Wir lassen uns dann mehr Zeit für das Essen.

Gesellschaft anderer:

Isst man alleine, so isst man weniger als in Gesellschaft. Je mehr Personen am Tisch sitzen, umso mehr wird gegessen. Ab einer Tischgesellschaft von 7 Personen kann die durchschnittliche Kalorienaufnahme um 76 Prozent erhöht sein.

Hermann genießt. Er genießt einen billigen, höchst gewöhnlichen Kauknochen. Er braucht keine Kochshow im Fernsehen, keine Erlebnisgastronomie im Zirkuszelt, keine Markenwelt. Er will nicht wissen, ob ihn ein Happy-Doggy-Bone zufriedener macht als das Dogs-just-like-heaven-meal und er sieht nicht in den Spiegel, um zu entscheiden, ob der Tag ihn froh oder traurig stimmen wird. Es geht ihm nicht um das Besondere, Hermann schätzt, was er hat. Jetzt hat er genug. Ein Viertel des Kauknochens ist übrig geblieben. Er bunkert ihn unter der Hundedecke bis er wieder Lust verspürt den Rest zu genießen.

Wenn ich Hermann so zuschaue, ist das mit dem Genießen gar kein großes Geheimnis. Meine Chefin hat recht. Es ist alles ganz einfach. Und Hermann macht es mir vor. Alles hat seine Zeit und die muss man sich nehmen. Nicht kirre machen lassen von Angsthändlern, Gesundheitsaposteln, Glückspropheten, Geschäftemachern. Bewusst wahrnehmen, was der Körper wirklich braucht. Mit allen Sinnen genießen. Nicht fressen, essen. Nicht hungern, sich was gönnen. So oft wie irgend möglich, aber nur selten zu viel. Zwischen Genuss und Gier unterscheiden, den Verzicht nicht übertreiben, da versteckt sich das richtige Maß, das es zu finden gilt.

„Hermann! Hör auf die Leine aus meiner Tasche zu zerren." Der alte Fitnessspezi steht schon wieder an der Bürotür und hat die Laufschuhe an. In einer halben Stunde mache ich Feierabend, so lange muss Hermann noch warten. Mir geht es richtig gut. Ich habe einiges verstanden. Jetzt muss ich noch an der Umsetzung arbeiten. Am besten, ich fange gleich damit an. Ich werde mich heute noch aufs Fahrrad schwingen und Hermann durch den Park jagen, der wird sich umgucken. Ab morgen frühstücke ich regelmäßig, das scheint mir nach allem, was ich nun weiß, sehr vernünftig zu sein. Fünfmal täglich etwas Obstiges und ein bisschen Gemüse dürfte auch kein Problem werden, dann nasche ich auch nicht mehr so viel zwischendurch. Muss nur Friederike noch einmal fragen, wie das mit der Menge genau aussieht. „So viel wie in die eigene Handfläche hineingeht", hat sie neulich gesagt. Was heißt das nun für eine Banane – sind das ein oder zwei Handflächen voll? Na ja, das wird sich herausfinden lassen.

Bei meiner heiß geliebten Schokolade steige ich vielleicht doch von Vollmilch auf edle Zartbitter um. Es gibt ein paar tolle Schokoladensorten, da ist ein Stückchen im Geschmack schon so gehaltvoll, dass man gar nicht erst auf die Idee kommt eine ganze Tafel zu essen. Und abends vorm Fernseher muss es eigentlich auch nicht immer etwas Kalorienlastiges sein. Ich werde es mit Apfelschnitzen und Popcorn versuchen – salzig, nicht süß. Chips und Tortillas kaufe ich jetzt definitiv nur noch für Partys, man muss sich ja nicht ohne Zwang selbst in Versuchung führen.

Für Freitag habe ich Michael, Britta, Hannes, Tanja und ihren Torsten eingeladen. Tobias kommt auch und bringt sogar seine Freundin mit. Ich habe schließlich Geburtstag. Mal schauen, ob ich die unterschiedlichen „Ernährungstypen" unter einen Hut bringen kann. Hannes, Michael und Torsten dürften kein Problem sein. Aber was mache mit Tanja? Es muss auf jeden Fall Fleisch und Vegetarisches geben. Vielleicht lade ich auch noch meine Kollegin Friederike ein. Das wollte ich sowieso schon die ganze Zeit machen. Wenn ich Friederike und Tanja nebeneinander platziere, könnte es funktionieren. Tanja ist von Wissenschaftlern immer sehr beeindruckt und wird Friederikes Argumente bestimmt eher annehmen als meine. Auf jeden Fall frage ich Tanja, ob sie mich bei meinen neuen Sportambitionen unterstützen möchte. Vielleicht bringt es sie endlich wieder zum Lachen, wenn sie sieht, wie ich mich abmühe, um diese Glückshormone freizusetzen, von denen immer die Rede ist. Ich schenke ihr auch meine 38-er-Klamotten. Ich werde mir einfach neue kaufen, wenn der Ernährungsplan, den Heike für mich aufstellen will, funktioniert. Britta könnte eigentlich gleich mitmachen. Ein guter Plan wird ihr die Sache mit dem Abnehmen erleichtern und Kevin hätte auch etwas davon.

Auf jeden Fall wird sich Britta freuen, wenn sie erfährt, **dass ich sie demnächst übers Wochenende ins Wellnesshotel entführe.** Michael hat von einem Kunden einen Gutschein für zwei Personen geschenkt bekommen, aber keine Lust selbst hinzufahren. In dem Hotel bieten sie eine Ganzkörper-Schokoladen-Massage an. Britta und ich werden uns rundum verwöhnen lassen und im Genuss baden.

Genießen macht glücklich

Wer genießt, lässt sich auf ein lustvolles Erleben ein. Genießen ist ein sinnliches Vergnügen, bei dem der Genuss körperlich und geistig erfahren wird. Wer etwas genießt, fühlt sich sehr wohl und glücklich, und schnell kommt die Lust auf mehr.

Lust wiederum kann etwas sehr Schönes sein, wenn wir nicht zulassen, dass sie unsere Bedürfnisse und Wünsche kontrolliert und uns zwingt, unser Bedürfnis sofort zu befriedigen. Lust wird dann schnell zur Sucht, aus dem Genießer ein Süchtiger, der sofort und mehr von dem bekommen muss, worauf er Lust verspürt, und nicht mehr in der Lage ist, diesen Wunsch aufzuschieben.

Der Unterschied zwischen dem bloßen Konsumieren und dem Genuss liegt im bewussten und maßvollen Umgang mit angenehmen Dingen. Nur die richtige Mischung aus Zeit, Qualität und Erfahrung ermöglicht uns das volle Genusserleben.

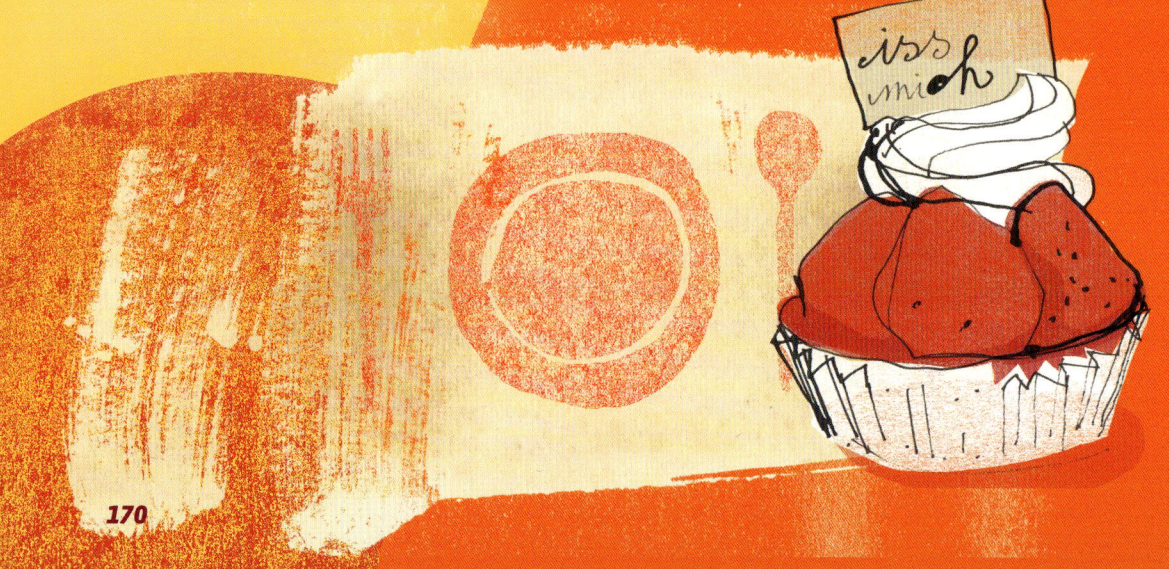

uss

„Es ist ja gut Hermann. Ich komme schon. Schön der Natur nachschnüffeln, ja, ja, und die neuesten Grashalm-Nachrichten lesen. Du weißt aber schon, dass man nicht alles glauben darf, was in der Zeitung steht?

Vorher müssen wir noch kurz bei Tanja vorbei. Und dann gehen wir schnell nach Hause und holen mein Fahrrad aus dem Keller. Ich werde ganz schön in die Pedale treten müssen, bis der ganze Staub abgeflogen ist. Später kommt Michael und holt uns ab. Ja, da guckst du Hermann, du fährst mit. Michael zeigt uns ein Haus, das er vielleicht kaufen wird. Es kann gut sein, dass wir nächstes Jahr zusammen aufs Land ziehen, mit eigenem Garten und ganz viel Platz für Schnüffelausflüge. Wir können dann zwar nicht mehr so oft auswärts essen gehen, aber das kann dir ja schnuppe sein und ich will jetzt

sowieso viel öfter selbst kochen."

Epilog

Coralie hat uns mit Erscheinen dieses Buches verlassen. Auch wenn wir sie frei erfunden haben, wurde sie für uns im Laufe des Buchprojekts sehr lebendig. Ihre Probleme, Gedanken und Zweifel teilt Coralie mit einem großen Teil aller Frauen in Deutschland. Sie ist ein Typ, den jede von uns mehrfach in der engeren und weiteren Bekanntschaft hat – eine Frau mit vielen Gedanken und Gefühlen, in denen wir uns zum Teil selbst wieder erkennen. Coralie ist uns sympathisch, weil bei ihr nicht alles rund läuft. Sie ist aber auch bewundernswert, weil sie sich ihren Problemen stellt und sie aktiv angehen will. Dass sie dabei nicht alles sofort und perfekt löst, finden wir völlig in Ordnung. So ist das Leben eben. Nichts bekommt man geschenkt. Wer einen Etappensieg erringen will, muss dafür etwas tun – auch wenn es manchmal so aussieht, als zögen andere den Erfolg ohne größere Anstrengungen regelrecht an. Damit Essen Spaß macht und außerdem auch noch gesund und fit, ist eben ein gewisser Aufwand nötig. Daran kommen auch wir nicht vorbei.

Coralie kocht zwar ganz gerne, meist ist es ihr aber zu aufwendig und zeitraubend; es geht ihr dabei wie sehr vielen Frauen und manchem Mann. So nutzt sie ganz pragmatisch alle gegebenen Möglichkeiten: die Kantine im Job, den Bäcker unterwegs, zuhause schnelle Gerichte, die sie ein bisschen aufpeppt – und sie geht gerne aus. Überhaupt macht ihr Essen in Gesellschaft am meisten Spaß. Der Mensch ist ein Herdentier – und kaum etwas ist im Singledasein, das inzwischen etwa 55 Prozent aller Menschen in Deutschland betrifft, so schwer zu ertragen, wie ständig alleine zu essen.

Kein Wunder, wenn Coralie mit dem Gewicht kämpft. Wer täte das nicht? Uns geht es ähnlich, auch wenn wir etwas mehr über die angebotenen Dinge, ihre Bedeutung in unserem Leben und nicht zuletzt auch ihre Zusammensetzung wissen. Wissen und anwenden sind eben immer noch zwei Paar Schuhe. Aber: Wissen ist die Voraussetzung für einen bewussten Umgang mit unserer Ernährung. Nur die Person kann gezielt auswählen, die auch zwischen A und B wirklich unterscheiden kann. Coralies Entscheidung, sich genauer zu informieren, vieles auszuprobieren und für sich festzustellen, was ihr passt, ist deshalb das Beste, was sie für sich tun kann.

Coralie hat es letztendlich geschafft, mit ihrer Figur und Kleidergröße wenigstens einigermaßen Frieden zu schließen. Das war wichtig und die Voraussetzung dafür, dass sie es sich weiter gönnen kann, das Essen zu genießen. Und es war für sie auch wichtig zu begreifen, dass gesunde Ernährung nichts mit Diät und quälendem Verzicht zu tun hat, sondern dass Essen auch Genuss und Geselligkeit bringt – beide haben einen hohen Stellenwert in ihrem Leben. Für diese Erkenntnisse musste sich Coralie zunächst über ihr Essverhalten klar werden und auch über die Umstände, die dieses bestimmen. Sie hat dabei gelernt, dass viele „Zwänge" wie der häufig angeführte Zeitmangel selbst gemacht sind. Sie hat ihre Schwächen erkannt und analysiert und über Wege nachgedacht, die sie aus diesen Ernährungsfallen herausführen können – auf gesunde Weise und mit einem für sie erträglichen Maß an Anstrengung. Es ist ihr sehr viel klarer geworden, was sie unbedingt braucht und worauf sie verzichten kann.

So ist ein Coralie-eigener Lebensstil entstanden, der sich weiterentwickeln würde, wenn es sie wirklich gäbe, und der auf keine andere Person vollständig übertragbar wäre. Und so sind auch Coralies Top 10 zu verstehen. Anstatt plumpe Regeln im Sinne von „du darfst" und „du darfst nicht" aufzustellen, an die sich doch keiner hält, war es unser Wunsch zu zeigen, wie man sich auf den Weg zu seinem eigenen Lebens- und Essstil machen kann.

Ähnlich wie Coralie sind natürlich auch ihre Freunde und Verwandte nicht völlig zufällig entstanden. Hinter jedem steckt ein uns allen bekannter Esstyp, der auf eine bestimmte Weise denkt, lebt und handelt. Ähnlichkeiten mit lebenden Personen sind deshalb zwar sehr wahrscheinlich, aber von uns auf keinen Fall beabsichtigt.

Es gäbe noch viel Interessantes zu berichten über Ernährung und Gesundheit, über unseren Umgang mit dem Essen, seinen Sinn und seine Symbolik. Wir hätten ausreichend Stoff für mindestens fünf Bücher gehabt. Doch für die meisten Leser sind Fachbücher nicht sehr spannend zu lesen, weshalb wir uns entschieden haben, Information und Unterhaltung zu verbinden. Und weil die Unterhaltung im Vordergrund stand, erheben wir mit dem Buch auch keinen Anspruch auf Vollständigkeit. Es soll stattdessen Lust auf mehr machen. Es soll zeigen, wie vielfältig die Beschäftigung mit dem Essen sein kann – weit über jede Diät hinaus. Das Buch soll dazu anregen, sich auf angenehme Weise mit dem Essen zu beschäftigen – geistig und körperlich – und dabei die Freude und den Genuss zu erleben, den uns das Essen bietet.

Nicht nur die Dicken sterben, auch die Dünnen. Die Frage ist nur, wie viel Lebenslust wir bis dahin erleben – Essen trägt einen Gutteil dazu bei. Die Verantwortung dafür liegt bei jedem von uns selbst. Zwischen opulenter Völlerei und Hungertum gibt es einen Weg der wunderbaren Mitte. Dieses Buch ist ein Plädoyer für die Suche nach dieser Mitte. Wir müssen wieder lernen mit Essen entspannt umzugehen. Essen zu genießen. Hermann ist das beste Vorbild dafür.

Die Stiftung

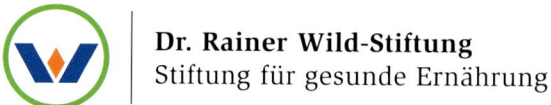

Dr. Rainer Wild-Stiftung
Stiftung für gesunde Ernährung

Die Dr. Rainer Wild-Stiftung, Stiftung für gesunde Ernährung in Heidelberg wurde 1991 von Dr. Rainer Wild, einem Unternehmer aus der Lebensmittelindustrie, gegründet. Hauptaufgabe der Stiftung ist es, Fachkreise und Wissenschaftler im Ernährungsbereich zu vernetzen und den Austausch und Wissenstransfer zu fördern. Die Stiftung betreibt eigene Forschung, veranstaltet Tagungen und gibt Fachbücher heraus.

DAS THEMA ERNÄHRUNG UMFASST WEIT MEHR NUR ALS NÄHRSTOFFE UND KALORIEN. Immer wieder wurde in der Stiftungsarbeit deutlich, dass Verbote und erhobene Zeigefinger eine ausgewogene Ernährung nicht wirklich fördern, dass aber Genuss und Lebensqualität eine wesentliche Rolle für die Gesundheit und das Wohlbefinden spielen.

Essen ist zugleich auch eine sehr persönliche Sache, denn jeder Mensch hat seine Vorlieben, Schwächen und Besonderheiten. Und so muss auch jeder letztendlich seinen eigenen Weg zu einer gesunden Ernährung finden. Vor diesem Hintergrund entstand

„Dicke sterben. Dünne auch.“

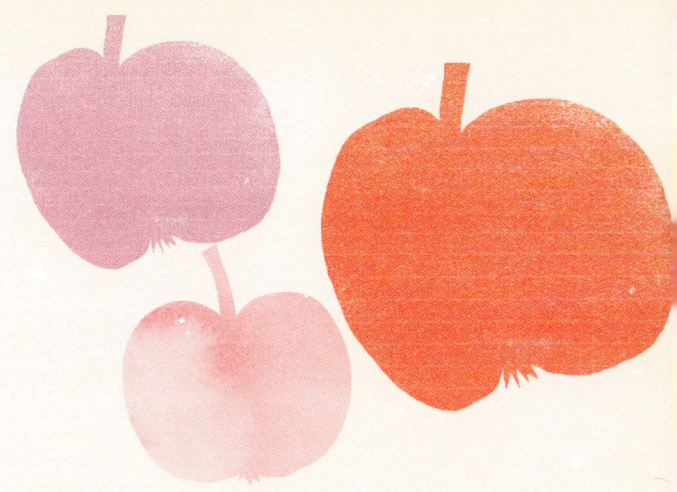

Mit diesem Buch wendet sich die Stiftung nun erstmals an diejenigen, die bislang nur mittelbar von der Stiftungsarbeit profitieren konnten, nämlich an alle, die – so unterschiedlich sie auch sein mögen – eines verbindet: **Essen.**

In „Dicke sterben. Dünne auch." finden sich die zentralen Themen der Stiftungsarbeit: Esskultur, Ess- und Einkaufsverhalten, Ernährungsbildung, Geschmacksforschung und mehr. Sämtliche Fachinformationen im Buch basieren auf wissenschaftlichen Erkenntnissen. Diese Informationen zusammenzutragen war nicht das Werk eines Einzelnen; viele Personen waren beteiligt – allen voran Karolin Höhl, wissenschaftliche Mitarbeiterin der Stiftung mit Unterstützung des gesamten Stiftungsteams sowie Tanja Portz, ehemals Doktorandin der Universität Bonn, deren Studie den verschiedenen Lebensstiltypen im Buch zugrunde liegt.

Weitere Informationen: *www.gesunde-ernaehrung.org*

Das Team

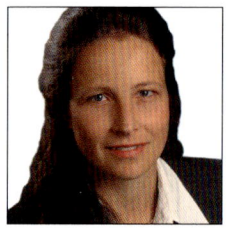

DR. GESA U. SCHÖNBERGER ist Leiterin der Dr. Rainer Wild-Stiftung für gesunde Ernährung in Heidelberg und Geschäftsführerin des Internationalen Arbeitskreises für Kulturforschung des Essens. Neben der Entwicklung des Konzepts und der Auswahl der Themen lieferte sie den wissenschaftlichen Hintergrund, auf dem sämtliche Informationen im Buch basieren.

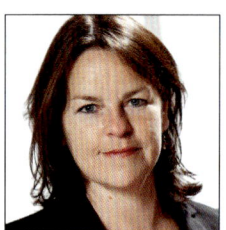

SIGRID KREKEL ist freie Autorin und lebt in Wetzlar. Sie schreibt unter anderem für die Themen Medizin, Gesundheit und Ernährung. Gemeinsam mit der Stiftung hat sie das Buchkonzept entwickelt, die wissenschaftlichen Fakten in eine Geschichte eingebunden und den Protagonisten des Buches mit lebendiger Sprache Persönlichkeit gegeben.

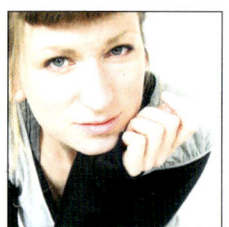

ELLENAAR (Ellen Zimmer) arbeitet seit dem Abschluss ihres Studiums mit Auszeichnung als freiberufliche Illustratorin und Textgestalterin für Magazine und Verlage. Ob gezeichnet, gemalt, geschnitten oder gedruckt, mit den unterschiedlichsten Techniken der Illustration schafft sie ein dichtes, atmosphärisches Werk.

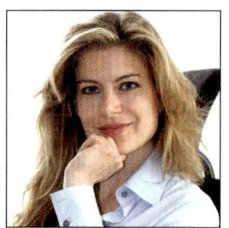

VERENA LORENZ erntet für ihre außergewöhnlichen Gestaltungen renommierte Design-Preise – von der Stiftung Buchkunst bis zum red dot communication design award. Für dieses Buch übernahm die kreative Designerin Gestaltung, Illustrationskomposition sowie Typografie.

Impressum

© 2009 Neuer Umschau Buchverlag GmbH, Neustadt an der Weinstraße

Alle Rechte der Verbreitung in deutscher Sprache, auch durch Film, Funk, Fernsehen, fotomechanische Wiedergabe, Tonträger jeder Art, auszugsweisen Nachdruck oder Einspeicherung und Rückgewinnung in Datenverarbeitungsanlagen aller Art, sind vorbehalten.

Lektorat: Ilka Grunenberg, Neustadt an der Weinstraße
Herstellung: Hans-Jürgen Fug-Möller, Neustadt an der Weinstraße
Satz und Gestaltung: Verena Lorenz, München
Illustrationen: ellenaar, Ried, Österreich
Druck: Nino Druck GmbH, Neustadt an der Weinstraße

Printed in Germany
ISBN: 978-3-86528-654-3

Besuchen Sie uns im Internet
www.umschau-buchverlag.de

Coralies
TOP 10

1.

NICHT ALLES GLAUBEN, NUR WEIL ES
GESCHRIEBEN STEHT – GERADE WENN
ES UM ERNÄHRUNGSFRAGEN GEHT.

2.

Gesunde Ernäh-
rung ist das beste
Schönheitsmittel und
das billigste dazu.

3.

Zu einem schönen Leben
gehören gutes Essen,
Genuss, Bewegung,
Lachen und soziale
Kontakte.

4.

Gesunde Ernährung hat nichts mit
Diät zu tun. Gewicht kann man
am besten durch Bewegung und
ausgewogene Ernährung reduzieren.